现代医学放射影像学

王成禹 等 著

汕頭大學出版社

图书在版编目（CIP）数据

现代医学放射影像学 / 王成禹等著. -- 汕头：汕
头大学出版社，2023.2
    ISBN 978-7-5658-4940-4

Ⅰ．①现… Ⅱ．①王… Ⅲ．①影像诊断 Ⅳ.
①R445

中国国家版本馆CIP数据核字(2023)第023796号

现代医学放射影像学
XIANDAI YIXUE FANGSHE YINGXIANGXUE

作　　者：王成禹　等
责任编辑：黄洁玲
责任技编：黄东生
封面设计：瑞天书刊
出版发行：汕头大学出版社
　　　　　广东省汕头市大学路 243 号汕头大学校园内　　邮政编码：515063
电　　话：0754-82904613
印　　刷：廊坊市海涛印刷有限公司
开　　本：710 mm×1000 mm　1/16
印　　张：8.75
字　　数：130 千字
版　　次：2023 年 2 月第 1 版
印　　次：2023 年 4 月第 1 次印刷
定　　价：98.00 元
ISBN 978-7-5658-4940-4

前　言

医学影像学源于 19 世纪末德国物理学家伦琴发现的 X 线，迄今已有 100 多年的历史。近年来，计算机等工程技术和自然科学理论的渗透及技术交叉，促使医学影像学这一新兴学科飞速发展，新技术、新设备的不断涌现，提高了医学影像的诊断水平，使得医学影像学在临床应用中总结了大量丰富的诊疗经验。鉴于这一发展形势，也为了便于年轻的临床医师灵活掌握并指导临床实践，特组织编写了这本《现代医学放射影像学》。

全书以各种常见疾病为主要骨架，集相关检查方法与诊断技术于一体，重点剖析了医学影像学的表现特征。编者在编撰本书的过程中，坚持学术性与实用性相结合，基础性与创新性相结合，力求全面、系统、准确地阐述现代影像学临床的基本理论、知识和技能，实现科学性和实践性的有机统一。

影像医学在临床学中发展比较迅速，尽管在编撰过程中各位编者都做出了巨大的努力，对稿件进行了多次认真的修改，但由于编写经验不足，本书中难免有疏漏和不足之处，敬请广大读者批评指正及提出修改建议，不胜感激！

目　录

第一章　颅脑疾病的 CT 诊断

第一节　基本病变 CT 表现

一、平扫密度改变

（一）高密度病灶

高密度病灶见于急性血肿、钙化和富血管性肿瘤等。

（二）等密度病灶

等密度病灶见于某些肿瘤、慢性血肿、血管性病变等。

（三）低密度病灶

低密度病灶见于炎症、梗死、水肿、囊肿、脓肿等。

（四）混合密度病灶

混合密度病灶指上述各种密度病灶混合存在。

二、增强扫描特征

（一）均匀强化

均匀强化见于脑膜瘤、转移瘤、神经鞘瘤、动脉瘤和肉芽肿等。

（二）不均匀强化

不均匀强化见于胶质瘤、血管畸形等。

（三）环形强化

环形强化见于脑脓肿、结核球、胶质瘤、转移瘤等。

（四）无强化

无强化见于脑炎、囊肿、水肿等。

三、脑结构改变

（一）占位效应

占位效应由颅内占位性病变及周围水肿所致，局部脑沟、脑池、脑室受压变窄或闭塞，中线结构移向对侧。

（二）脑萎缩

大脑萎缩可根据范围定位或扩散。皮质萎缩表现为池裂变宽、扩大，髓质萎缩表现为脑室扩大。

（三）脑积水

特应性脑积水的脑室普遍增大，脑池扩大。梗阻性脑积水患者近侧脑室增大，脑池未增宽。

四、颅骨改变

（一）颅骨病变

颅骨病变如骨折、炎症和肿瘤等。

（二）颅内病变

蝶鞍、内耳道和颈静脉孔扩大，可协助颅内病变的定位和定性诊断。

第二节 颅内肿瘤 CT 诊断

颅内肿瘤从起源上分为原发性肿瘤和继发性肿瘤两大类。原发性肿瘤可发生于颅内各种组织，继发性肿瘤指身体其他部位的恶性肿瘤转移或侵入颅内形成的转移瘤。根据肿瘤的生物学特性，颅内肿瘤又可分为良性肿瘤和恶性肿瘤。良性肿瘤生长缓慢，具有较完整的包膜，不浸润周围组织，分化良好；恶性肿瘤生长较快，无完整的包膜和明显界限，呈浸润性生长，分化不良。

颅内肿瘤的平均年发病率为 10 人/10 万人，即每年每 1 万人中约有 1 个颅内肿瘤的新病例发生。颅内肿瘤虽可发生于任何年龄，但 85% 的肿瘤发生于成年人，其中一个突出的特点是某些肿瘤好发于某一年龄组，不同类型的肿瘤各有其好发年龄。大部分肿瘤的发病年龄高峰是在 30~40 岁。多数肿瘤的男性发病率高于女性。此外，颅内肿瘤的发病部位往往与肿瘤类型有着明显关系，这对判断肿瘤的类型是很有帮助的，如垂体腺瘤发生于鞍区，听神经瘤发生于桥小脑角。

一、星形细胞瘤 CT 诊断

（一）病理和临床概述

星形细胞瘤（astrocytoma）为最常见的胶质瘤，占颅内肿瘤的 13%~26%，占胶质瘤的 50% 左右，发病高峰在 31~40 岁，男性多于女性，男女之比为 1.89：1。肿瘤发生部位以幕上多见，占 77.8%，幕下占 22.2%；成人多位于额叶和颞叶，儿童多见于小脑和第四脑室。

星形细胞瘤成人多发生于大脑，儿童多见于小脑。该类肿瘤按肿瘤组织学可分为 6 种类型，且依细胞分化程度不同分属于不同级别。1993 年，世界卫生组织将星形细胞瘤分为局限性和弥漫性两类。Ⅰ级星形细胞瘤，即毛细胞型星形细胞瘤、多形性黄色星形细胞瘤及室管膜下巨细胞型星形细胞瘤，占胶质瘤的5%～10%，小儿常见。Ⅱ级星形细胞瘤，包括弥漫性星形细胞瘤、多形性黄色星形细胞瘤（Ⅱ级）。间变性星形细胞瘤为Ⅲ级星形细胞瘤，胶质母细胞瘤为Ⅳ级星形细胞瘤。Ⅰ～Ⅱ级星形细胞瘤的边缘较清楚，多表现为瘤内囊腔或囊腔内瘤结节，肿瘤血管较成熟；Ⅲ～Ⅳ级星形细胞瘤呈弥漫浸润生长，肿瘤轮廓不规则，分界不清，易发生坏死、出血和囊变，肿瘤血管丰富且分化不良。

（二）诊断要点

1.星形细胞瘤（相当于Kernohan星形细胞瘤分类的Ⅰ～Ⅱ级）

（1）主要症状为癫痫：肿瘤位于大脑半球者有60%发生癫痫，肿瘤接近脑表面者易出现癫痫，约1/3的患者以癫痫为首发症状。

（2）若干年后出现颅内压增高及局灶症状：位于大脑半球的肿瘤病人可能有精神上的改变、感觉上的障碍、对侧偏瘫和同步偏盲，而位于小脑半球的肿瘤病人可能有单侧肢体共济失调静态共济失调、小脑共济失调步态和平衡失调可能发生在位于蚓部或中线的肿瘤病人。

2.间变性（恶性）星形细胞瘤（Kernohan分类法的Ⅲ级）

（1）肿瘤各部位分化为程度不同的星形细胞瘤的恶性类型。

（2）主要症状为癫痫、局部神经损害和功能丧失，依所在部位产生相应症状。

（3）肿瘤生长快，可沿脑脊液、室管膜种植转移。

3.胶质母细胞瘤（Kernohan分类法的Ⅳ级）

（1）肿瘤多位于幕上，最多见于额叶和颞叶，呈浸润性生长，常侵犯数个脑叶，并可累及对侧大脑半球。

（2）好发年龄为40～65岁，男女之比为（2：1）～（3：1）。

（3）肿瘤为高度恶性，生长快，易发生颅内种植转移，多数患者自出现症状后3个月之内就诊。

（4）发病急，脑水肿广泛，头痛、呕吐等颅内压增高症状明显。

（5）因肿瘤出血而出现脑膜刺激征，约33%的患者有癫痫发作。术后极易复发，预后差。

4.胶质肉瘤（2016 年，世界卫生组织将其归类为胶质母细胞瘤的一种亚型）

（1）它是一种向胶质和间质组织双向分化的恶性肿瘤。肉瘤的主要组成部分是恶性纤维肉瘤或恶性纤维组织细胞瘤。

（2）主要临床表现为进行性颅内高压所致的头痛、呕吐及视盘水肿。

（3）多发于幕上，好发于颞叶顶区，大脑半球凸面多见，其次为额顶区。

Ⅰ级星形细胞瘤：①毛细胞型星形细胞瘤常位于颅后窝，具有包膜，一般显示为边界清楚的卵圆形或圆形囊性病变，但内部囊液 CT 值较普通囊液高，为 20～25 Hu。瘤周水肿和占位效应较轻。部分可呈实质性，但密度仍较脑实质低（图 1-1）。增强扫描无强化或轻度强化，延迟扫描可见造影剂进入囊内。②多形性黄色星形细胞瘤通常位于大脑皮质的表浅部位，一半以上为囊性，增强后囊内可见强化结节，囊壁不强化。不足一半为实质性，密度不均，有钙化及出血，增强后不均匀强化。③10%～15%的结节性硬化患者可以发生此瘤，肿瘤常位于室间孔附近，形成分叶状肿块，并可见囊变及钙化。增强扫描有明显强化。

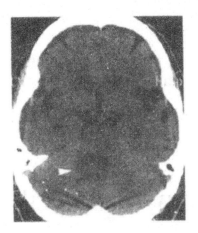

图 1-1　毛细胞型星形细胞瘤

Ⅱ级星形细胞瘤平扫呈圆形、椭圆形等密度或低密度区，边界非常清楚，但可见局部或弥漫性浸润生长，15%～20%有钙化及出血，增强扫描一般不强化。Ⅲ～Ⅳ级肿瘤多呈高、低或混杂密度的囊性肿块，可有斑点状钙化和瘤内出血，肿块形态不规则，边界不清，占位效应和瘤周水肿明显，增强扫描多呈不规则环形伴壁结节强化，有的呈不均匀强化（图1-2、图1-3）。

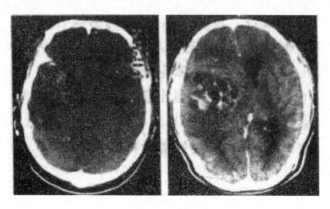

图1-2　Ⅲ级星形细胞瘤

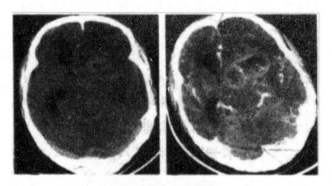

图1-3　胶质母细胞瘤

（三）鉴别诊断

（1）脑梗死：同Ⅱ级星形细胞瘤相鉴别。一般脑梗死与相应供血血管的区域形态相似，如楔形、扇形、底边在外的三角形等，无或有轻微的占位效应，并且2周后进行增强扫描可见小斑片状或结节状强化。

（2）脑脓肿：有相应的临床症状，增强扫描厚壁强化较明显。

（3）转移瘤：一般多发，有明显的水肿症状。

（四）特别提示

CT 对星形细胞瘤的诊断价值有限；MRI 对颅内病变显示尤为清晰，并可以多方位、多参数成像，应补充 MRI 检查。

二、脑膜瘤 CT 诊断

（一）病理和临床概述

脑膜瘤最常见于中年妇女，起源于蛛网膜颗粒的帽状细胞（大部分位于脑外）和杜拉粘连。偏好的部位包括矢状窦旁、凸面、蝶骨嵴、嗅沟、桥小脑角、大脑镰和小脑疝。肿瘤包膜完整，多由脑膜动脉供血，血供丰富，常有钙化、少量出血、坏死及囊性改变。组织学类型有上层型、纤维型、过渡型、沙型和血管瘤型 15 种。最常见的脑膜瘤是良性的，伴有少量恶性和侵袭性生长。

（二）诊断要点

CT 平扫表现为等密度或稍高密度肿块，常见斑点状钙化。多以广基底与硬膜相连，类圆形，边界清楚，瘤周轻度水肿或无水肿，静脉或静脉窦受压时可出现中度或重度水肿。颅板侵犯引起骨质增生或破坏。增强扫描呈显著均匀强化（图 1-4）。

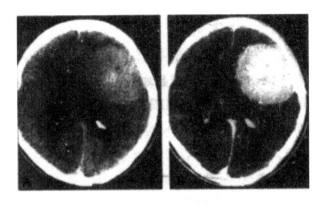

图 1-4　纤维型脑膜瘤

少数恶性或侵袭性脑膜瘤可侵犯脑实质和局部骨皮质，也可依靠局部脑膜向内外发育。

（三）鉴别诊断

（1）转移瘤：一般有大面积裂隙样水肿和多发性病变，易于鉴别。

（2）胶质瘤：一般位于脑内，与脑膜有关系者，可见窄基相接，增强强化不如脑膜瘤。

（3）神经鞘瘤：位于脑桥小脑三角时较难鉴别，但 MRI 有较大意义。

（四）特别提示

CT 对于该病的诊断有较好的价值，但显示与脑膜的关系不如 MRI。

三、垂体瘤 CT 诊断

（一）病理和临床概述

垂体瘤绝大多数为垂体腺瘤。按其是否分泌激素可分为非功能性腺瘤和功能性腺瘤。直径小于 10 mm 者为微腺瘤，直径大于 10 mm 者为大腺瘤。肿瘤包膜完整，较大的肿瘤常因缺血或出血而发生坏死、囊变，偶可钙化。肿瘤向上生长可穿破鞍隔突入鞍上池，向下可侵入蝶窦，向两侧可侵入海绵窦。

（二）诊断要点

当肿瘤较大时，鞍区可能扩大，鞍内肿块向上突入鞍上池，或侵入海绵窦的一侧或两侧。肿块等密度或稍高密度，低密度、均匀、不均匀或环状强化。

局限于鞍内，小于 10 mm 的微腺瘤，宜采取冠状面观察，平扫不易显示，增强呈等、低或稍高密度结节（图 1-5）。间接征象有垂体高度大于 8 mm，垂体上缘隆突，垂体柄偏移和鞍底下陷。

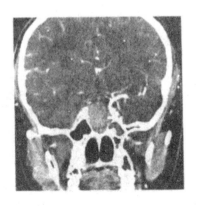

图 1-5　垂体微腺瘤

（三）鉴别诊断

（1）颅咽管瘤：位于鞍区一侧，鞍底无下陷或鞍底骨质无变化。

（2）脑膜瘤：位于蝶嵴的脑膜瘤与脑膜关系密切。

（四）特别提示

注意，部分垂体微腺瘤需要冠状 CT 扫描，可以显示垂体柄的移位，正常的垂体柄位于中间或在下端有非常轻微的偏差（约 1.5°），明显的偏移必须是异常。MRI 矢状面和冠状面扫描对显示正常垂体和垂体病变有重要价值。

四、听神经瘤 CT 诊断

（一）病理和临床概述

听神经瘤为成人常见的颅后窝肿瘤，起源于听神经鞘膜，早期位于内耳道内，以后长入桥小脑角池，包膜完整，可出血、坏死、囊变。

（二）诊断要点

颅骨 X 线平片显示内耳道呈圆锥形，增大，骨质破坏严重。CT 显示桥小脑角池内等、低或高密度肿块，瘤周轻、中度水肿，偶见钙化或出血，均匀、非均匀或环形强化（图1-6）。第四脑室受压移位，伴幕上脑积水。骨窗观察内耳道呈锥形扩大。

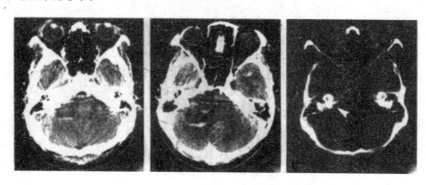

图1-6　听神经瘤CT检查影像

（三）鉴别诊断

1.脑桥小脑三角的脑膜瘤

内听道无喇叭状扩大是CT骨窗的一个重要征象。

2.表皮样囊肿

匍行生长，沿邻近蛛网膜下腔铸型发展，包绕其内神经和血管，无水肿等可以鉴别，MRI对诊断该疾病有很大的优势。

3.颅咽管瘤

CT可见囊实性病变，伴包膜蛋壳样钙化。

4.特别提示

内听道处应薄层扫描，内耳道呈锥形扩大。高场强MRI进行局部轴位、冠状位扫描可以显示位于内听道内较小的肿瘤。

五、颅咽管瘤CT诊断

（一）病理和临床概述

颅咽管瘤是来源于胚胎颅咽管残留细胞的良性肿瘤，以儿童多见，多位于鞍上。肿瘤可分为囊性和实性，囊性多见，囊壁和实性部分多有钙化，常为鸡蛋壳样钙化。

（二）诊断要点

鞍上池类似圆形肿瘤，压迫视交叉和前第三脑室，可出现脑积水。肿块呈以不均匀低密度为主的囊实性改变或呈类圆形囊性灶（图 1-7A），囊壁可以出现鸡蛋壳形钙化，实性部分也可以出现不规则钙化，呈高密度。囊壁和实性部分呈环形均匀或不均匀强化，部分颅咽管瘤呈实性，见图1-7B。

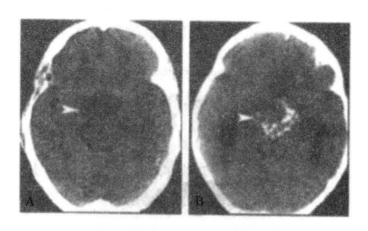

图 1-7　颅咽管瘤

（三）鉴别诊断

本病主要与垂体瘤及囊变、脑膜瘤等鉴别。

（四）特别提示

冠状位扫描更有帮助，应补充 MRI 扫描。

六、转移瘤CT诊断

（一）病理和临床概述

转移性肿瘤最常见于中老年人。顶枕区是常见的，但也有发现在小脑和脑干。它们中的大多数来自肺癌、乳腺癌、前列腺癌、肾细胞癌和绒毛膜癌，并通过血液转移。往往多发，易出血、坏死、囊变，瘤周水肿明显。临床上有原发性肿瘤病史后出现突发性肢体功能障碍或头痛等症状，部分患者出现神经系统症状。在发现脑转移灶后，可以进一步发现原发灶。

（二）诊断要点

转移瘤的典型征象是"小肿瘤、大水肿"，部分肿瘤平扫无显示，增强扫描有明显强化后显示清晰。可能只有很小的肿瘤病灶，但会出现大片指压状水肿低密度影（图1-8）。

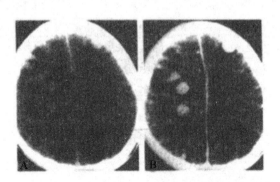

图 1-8　转移瘤

（三）鉴别诊断

脑猪囊尾蚴病：有疫区居住史，可见壁结节或钙化，脑炎，一般结合临床表现及实验室检查可以做出诊断。

多发脑膜瘤：根据有无水肿及与脑膜的关系可以鉴别。

胶质母细胞瘤：瘤内有出血、坏死，显著不均匀强化等。

（四）特别提示

要注意的是部分肿瘤要增强扫描才能显示，MRI 的显示效果要优于 CT。

七、少突神经胶质瘤 CT 诊断

（一）病理和临床概述

少突神经胶质瘤多发于 30～50 岁人群，约占颅内肿瘤的 3%。以额叶、顶叶等为常见发病部位，很少发生于小脑和脑桥。肿瘤发生于白质内，沿皮质灰质方向生长，常累及软、硬膜，可侵蚀颅骨和头皮。肿瘤乏血供，多钙化，钙化常位于血管壁和血管周围，可以伴囊变和出血。病理上可以分为单纯型和混合型，但在影像学上难以区分。

（二）诊断要点

少突神经胶质瘤好发于额叶。肿瘤位置一般较表浅，位于皮质灰质或灰质下区，边界清楚或不清楚。肿瘤内囊变及钙化使密度不均匀，呈高、低混杂密度。钙化多为条带状、斑块状及大片絮状，囊变可以单囊或多囊，少见出血。瘤周水肿及占位效应较轻微（图 1-9）。

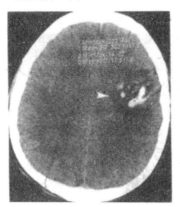

图 1-9　少突神经胶质瘤

（三）鉴别诊断

1.星形细胞瘤

星形细胞瘤常位于脑白质及其深部，而少突神经胶质瘤位于脑表浅皮质和皮质灰质下区。

2.神经颜面综合征

神经颜面综合征一般为小点状钙化，有明显的三叉神经分布区域、颜面部血管痣等。

（四）特别提示

需要注意的是，少突神经胶质瘤需要与一般钙化和血管畸形的钙化相鉴别。MRI 显示软组织肿瘤的效果要优于 CT，但显示钙化的效果较差。

八、室管膜瘤 CT 诊断

（一）病理和临床概述

室管膜瘤为发生于脑室壁与脊髓中央管室管膜细胞的神经上皮瘤，多发于儿童及青少年，占颅内肿瘤的 1.9%～7.8%，占小儿颅内肿瘤的 13%，男女患者比例为 3：2。室管膜瘤为中等恶性程度肿瘤，多于术后通过脑脊液种植转移。好发部位以第四脑室底部最为常见，其次为侧脑室、第三脑室、脊髓、终丝和脑实质。临床表现因肿瘤生长部位而异，一般主要有颅内高压、抽搐、视野缺损等，幕下肿瘤还可以伴有共济失调。

（二）诊断要点

幕下室管膜瘤为等密度、稍低密度软组织肿块，有时可以在肿瘤周围见到残存的第四脑室及瘤周水肿，呈低密度环状影。CT 可以显示瘤内钙化及出血，钙化约占一半，呈点状或位于瘤周。增强扫描肿瘤有轻至中度强化（图 1-10）。

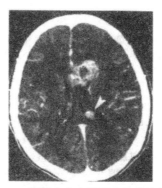

图 1-10 侧脑室内室管膜瘤伴种植转移

（三）鉴别诊断

髓母细胞瘤：一般位于幕下，应用 MRI 矢状位扫描，可显示发生部位为小脑蚓部。

（四）特别提示

MRI 矢状位及冠状位扫描显示肿瘤与第四脑室的关系非常有优势，对诊断有重大价值。

九、髓母细胞瘤CT诊断

（一）病理和临床概述

髓母细胞瘤好发于颅后窝，以小脑蚓部最常见，多发于男性儿童，约占儿童颅后窝肿瘤的 18.5%。髓母细胞瘤为原始神经外胚层瘤，恶性程度较高。一般认为起源于髓帆生殖中心的胚胎残余细胞，位于蚓部或下髓帆，再向下生长而填充枕大池。本病起病急，病程短，患者多在 3 个月内死亡。

（二）诊断要点

CT 平扫显示为边缘清楚的等密度或稍高密度肿瘤，周边可见低密度第四脑室影（图 1-11）。增强扫描主要呈中等或轻度强化，少部分可以明显强化或不强化。

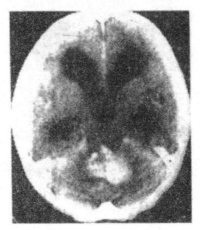

图 1-11　髓母细胞瘤

（三）鉴别诊断

本病主要与第四脑室室管膜瘤、毛细胞型星形细胞瘤等相鉴别。

（四）特别提示

MRI 矢状位及冠状位扫描显示肿瘤与第四脑室的关系非常有优势，对诊断有重大价值。

十、原发性淋巴瘤 CT 诊断

（一）病理和临床概述

中枢神经系统原发性淋巴瘤是相对罕见的颅内肿瘤，占颅内原发瘤的 0.8%～1.5%，均为非霍奇金淋巴瘤。但近年来，由于获得性免疫缺陷综合征（AIDS）及器官移植术后服用大量免疫抑制药的患者增多，淋巴瘤的发生率逐年增高。原发性淋巴瘤恶性程度高，病程短，如不及时治疗，患者将会在短期内死亡，因此早期诊断意义重大。本病好发于额叶、颞叶、基底核区、丘脑，也可以发生于侧脑室周围白质、胼胝体、顶叶、三角区、鞍区，以及小脑半球、脑干。临床表现无特异性，主要有：①基底部脑膜综合征，头痛、颈项强直、脑神经麻痹及脑积水等，脑脊液检查可见瘤细胞；②颅内占位症状、癫痫、精神错乱、痴呆、乏力及共济失调等。

（二）诊断要点

CT 平扫大多数为稍高密度肿块，也可以表现为等密度肿块，一般密度均匀，呈圆形或类圆形，边界多较清楚或呈浸润性生长使边界欠清。瘤内囊变、出血、钙化相对少见。肿瘤可以单发，亦可以多发，大小不等。病灶占位效应轻微，瘤周水肿轻度或中等（图 1-12）。

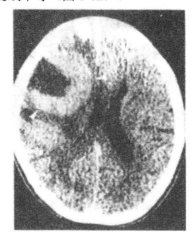

图 1-12　原发性淋巴瘤

淋巴瘤继发于 AIDS 或其他免疫功能缺陷时，病理上常有瘤中心坏死，CT 表现为低密度灶。增强扫描肿瘤大多数均匀强化，少数形态不规则，边缘不清及强化不均匀。沿室管膜种植转移者可见室管膜不均匀增厚并明显强化，侵及脑膜者亦如此。AIDS 患者，病灶可见低密度周围的环形强化。

（三）鉴别诊断

（1）继发淋巴瘤：临床上有 AIDS 或器官移植史，一般难以鉴别。

（2）转移瘤：多发，大片水肿。

（3）其他：需要鉴别的还有星形细胞瘤、脑膜瘤等。

（四）特别提示

CT 与 MRI 均可以作为首选方法，但 MRI 增强扫描时剂量增加后可以显示小病变，T_2WI 显示瘤周水肿效果非常好。

十一、血管网状细胞瘤 CT 诊断

（一）病理和临床概述

血管网状细胞瘤又叫"血管母细胞瘤"，系起源于内皮细胞的良性肿瘤，占中枢神经系统原发性肿瘤的 1.1%～2.4%。好发于小脑，亦见于延髓及脊髓，罕见于幕上。发生于任何年龄患者，以中年男性多见。病理上常为囊性，含实性壁结节，壁结节常靠近软脑膜，以便于接受血供。实性者常为恶性，预后较差。临床症状较轻微或呈间歇性，有头痛、头晕、呕吐、眼球震颤、言语不清等症状。

（二）诊断要点

CT 平扫时囊性肿瘤表现为均匀的低密度灶，囊液内因含蛋白及血液，密度较脑脊液稍高，囊性肿瘤的壁结节多为等密度或稍低密度（图 1-13A）。增强后囊性肿瘤壁不强化或轻度强化，壁结节明显强化（图 1-13B）。实性肿瘤多为等密度或稍低密度混杂灶，呈轻度或中等强化。

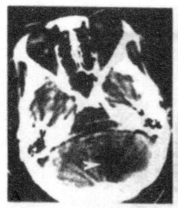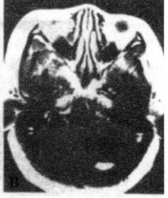

图 1-13　血管网状细胞瘤

（三）鉴别诊断

囊性肿瘤需要与星形细胞瘤、脑脓肿、转移瘤相鉴别。实性肿瘤需要与星形细胞瘤等相鉴别。

（四）特别提示

CT 平扫不容易发现壁结节，增强效果较好，但与 MRI 比较应以后者为首选方法，MRI 增强多方位扫描，显示壁结节效果极佳。

第三节　颅脑外伤 CT 诊断

颅脑外伤是脑外科常见病。国内统计数据显示，颅脑外伤居损伤的第 1～2 位，为年轻人意外死亡的第一位死因。颅脑外伤多由直接暴力所致，极少可由间接暴力引起。受力部位不同和外力类型、大小、方向不同，可造成不同程度的颅内损伤，如脑挫裂伤，脑内、外出血等。脑外出血又包括硬膜外、硬膜下和蛛网膜下腔出血。急性颅脑外伤病死率高。自 CT 被应用以来，颅脑外伤的诊断水平不断提高，极大降低了病死率和病残率。

一、脑挫裂伤 CT 诊断

（一）病理和临床概述

脑挫裂伤是临床常见的颅脑外伤之一，包括脑挫伤和脑裂伤。脑挫伤是指外力作用下脑组织发生局部静脉瘀血、脑水肿、脑肿胀和散在的小灶性出血。脑裂伤则是指脑膜、脑组织或血管撕裂。二者常合并存在，故统称为脑挫裂伤。

（二）诊断要点

CT 表现为低密度脑水肿区内散布斑点状高密度出血灶。小灶性出血可以互相融合，病变小而局限时可以没有占位效应，但广泛者可以有占位征象（图 1-14）。

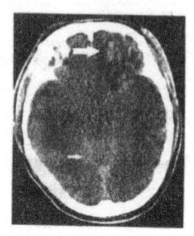

图 1-14　颅脑外伤 2 小时后 CT 检查影像

注：大箭头所示为左额叶挫裂伤，小箭头所示为小脑上池蛛网膜下腔出血。

早期低密度水肿不明显，随着时间的推移，水肿区逐渐扩大，3～5 天达到高峰，以后出血灶演变为低密度，最终形成软化灶。

（三）鉴别诊断

部分容积效应，前颅底骨可能因部分容积效应而显示脑额叶高密度影，但薄层扫描后即消失。

出血性脑梗死，有相应的临床表现和病史。

（四）特别提示

CT 可以快速诊断，病变小者如治疗及时一般能痊愈，不遗留或很少有后遗症。病变较大者形成软化灶。

二、脑内血肿 CT 诊断

（一）病理和临床概述

外伤性脑内血肿约占颅内血肿的 5%，多发生于额、颞叶，即位于受力点或对冲部位的脑表面区，与高血压性脑出血好发位置不同。绝大多数为急性血肿，且伴有脑挫裂伤和（或）急性硬脑膜下血肿；少数为迟发血肿，多于伤后 72 小时内复查 CT 时发现。

（二）诊断要点

CT 表现为边界清楚的类圆形高密度灶（图 1-15）。

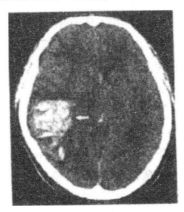

图 1-15　脑内血肿

注：颅脑急性外伤后 6 小时进行 CT 检查，可见右颞脑内血肿，周边可见低密度水肿带，右侧侧脑室受压改变，中线结构左移。

（三）鉴别诊断

本病主要与高血压性脑出血相鉴别，根据有无外伤史很容易鉴别。

（四）特别提示

CT 可以快速诊断，如果血肿较大，可以进行立体定向血肿穿刺抽吸术。如外伤后 CT 扫描显示原来无血肿患者出现进行性意识障碍，应及时进行 CT 复查，以排除迟发性血肿。

三、硬脑膜外血肿 CT 诊断

（一）病理和临床概述

硬脑膜外血肿是指外伤后积聚在硬膜外腔的血肿。硬脑膜外血肿占全部颅脑损伤的 2%～3%，占全部颅内血肿的 30%，成人多见，小儿较少发生。

绝大多数是颅骨骨折引起脑膜中动脉撕裂，形成急性硬脑膜外血肿；少数为静脉源性，血肿形成晚，可呈亚急性或慢性病程。硬脑膜外血肿大多位于颞部，其次是额部、顶部。由于颅板与硬脑膜紧密相贴，故血肿范围较局限。

（二）诊断要点

硬脑膜外血肿多发生于头颅直接损伤的部位，常为加速性头颅外伤所致。

硬脑膜外血肿可继发于各种类型的颅脑损伤，由于原发性脑损伤的程度不一，血肿部位不同，意识变化也有以下不同表现。

第一，伤后出现昏迷→中间意识清醒（好转）→继发再昏迷，为硬脑膜外血肿典型的意识表现。

第二，伤后无昏迷，至颅内血肿形成后，逐渐出现颅内压增高及意识障碍。

第三，伤后持续昏迷，且进行性加深。

出现头痛、呕吐、躁动不安等颅内压增高表现，并可以出现血压升高、呼吸和心率减慢、体温上升的典型变化。

单纯的硬脑膜外血肿，早期较少出现神经系统体征；当血肿增大，压迫脑功能区时，可表现出相应的阳性体征；当血肿继续增大，出现瞳孔散大、偏瘫等征象时，往往提示有脑疝形成。

CT 表现为颅板下见局限性双凸透镜形、梭形或半圆形高密度灶（图 1-16），多数密度均匀，但亦可不均匀，呈高等混杂密度影，主要由新鲜出血与血凝块收缩时析出的血清混合所致。

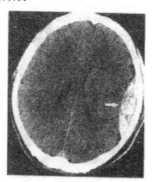

图 1-16　硬脑膜外血肿

注：颅脑外伤后 3 小时进行 CT 检查，左颞可见梭形高密度影，手术证实为硬脑膜外血肿。

硬脑膜外血肿多位于骨折附近，一般不跨越颅缝。跨越者常以颅缝为中心呈"3"字形。

（三）鉴别诊断

本病主要与高血压性脑出血相鉴别，根据有无外伤史很容易鉴别。

（四）特别提示

CT 对硬脑膜外血肿具有很重要的诊断价值，应注意的是硬脑膜外血肿一般伴有局部颅骨骨折。

四、硬脑膜下血肿 CT 诊断

（一）病理和临床概述

硬脑膜下血肿（subdural hematoma）是发生在硬脑膜与蛛网膜之间的血肿，是颅脑损伤常见的继发损害，占颅脑损伤的 5%～6%，占全部颅内血肿的 50%～60%。根据血肿的形成时间和临床表现可分为急性、亚急性和慢性三型。①急性硬脑膜下血肿：发生于 3 天以内者，最为常见。其中复合型常为脑挫裂伤直接造成皮质血管破裂引起出血，发展迅速，预后较差；单纯型常为脑底静脉窦破裂，而脑原发损伤不明显，此型虽然出血量较大，常为双侧，但手术治疗预后较好。②亚急性硬脑膜下血肿：形成于伤后 4 天至 3 周，原发脑损伤常较轻，常为皮质小血管撕裂，出血较缓慢。③慢性硬脑膜下血肿：形成于伤后 3 周以上，多见于中老年人。常为桥静脉断裂出血，一般不伴有脑挫裂伤，出血量少而慢，缓慢扩散。硬脑膜下血肿好发于额颞部，由于蛛网膜几乎无张力，所以血肿范围较广。

（二）诊断要点

急性可见颅板下新月形或半月形高密度影，常伴有脑挫裂伤或脑内血肿，脑水肿和占位效应明显（图 1-17）。亚急性表现为颅板下新月形或半月形高密度、等密度或混杂密度区，1～2 周可变为等密度。慢性表现为颅板下新月形或半月形低密度、等密度、高密度或混杂密度区。血肿的密度和形态与出血时间、血肿大小、吸收情况及有无再出血有关。

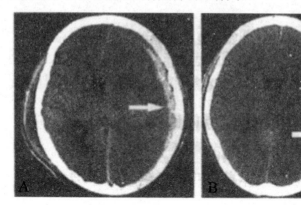

图 1-17 硬脑膜下血肿 CT 检查影像

注：A.颅脑外伤 5 小时后进行 CT 检查，可见左侧额、颞、顶颅板下新月形高密度影，手术证实为硬脑膜下血肿；B.1 周前有颅脑外伤史的患者，CT 检查发现左侧额、颞、顶颅板下新月形等密度影（小箭头所示），部分高密度影（长箭头所示）为新鲜出血，手术证实为慢性硬脑膜下血肿伴少量新鲜出血。

硬脑膜下血肿：一般无颅骨骨折或骨折仅位于暴力部位，常为减速性颅脑损伤所致。

急性硬脑膜下血肿：病情大多较重且发展迅速，常表现为持续性昏迷，并呈进行性恶化，较少出现中间清醒期，生命体征变化明显，常缺乏局部定位症状，较早出现颅内压增高、脑受压和脑疝症状。

亚急性硬脑膜下血肿：往往表现为头痛、呕吐加剧，躁动不安及意识进行性恶化。常有中间清醒期，至脑疝形成即转入昏迷。

慢性硬脑膜下血肿：患者年龄常较大，只有轻微的外伤史，主要表现为慢性颅内压增高、神经功能障碍及精神症状。

MRI 检查：血肿呈新月状，凹面面向颅腔，信号变化随时间而异，与硬脑膜外血肿相仿。

（三）鉴别诊断

本病主要与硬脑膜外血肿相鉴别，硬脑膜下血肿呈新月形，可以跨越颅缝。

（四）特别提示

CT 对急性硬脑膜下血肿的诊断很有价值，但对亚急性、慢性硬脑膜下血肿却显示欠佳。因血液具有顺磁性，所以在 MRI 下显示非常清楚，应进一步进行 MRI 检查。

五、外伤性蛛网膜下腔出血 CT 诊断

（一）病理和临床概述

外伤性蛛网膜下腔出血由近期外伤史造成的蛛网膜小血管破裂所致，多位于大脑纵裂和脑底池。脑挫裂伤是外伤性蛛网膜下腔出血的主要原因，两者常并存。

（二）诊断要点

CT 表现为脑沟、脑池内密度增高影，可呈铸形。大脑纵裂出血多见，形态为中线区纵行窄带形高密度影。出血亦见于外侧裂池、鞍上池、环池、小脑上池或脑室内。蛛网膜下腔出血一般 7 天左右被人体吸收。

（三）鉴别诊断

本病主要与结核性脑膜炎相鉴别，根据近期外伤史和临床症状容易鉴别。

（四）特别提示

CT 在急性期显示较好，积血一般数日后吸收消失。伤后 5～7 天，CT 难以显示，血液因具有顺磁性，在 MRI 下显示非常清楚，故应进行 MRI 检查。

六、硬脑膜下积液 CT 诊断

（一）病理和临床概述

硬脑膜下积液占颅脑外伤的 0.5%～1.0%，系外伤致蛛网膜撕裂，使裂口形成活瓣，导致脑脊液聚积，可因出血而成为硬脑膜下血肿。临床上可无症状，也可以有颅内压增高的临床表现。

（二）诊断要点

CT 显示颅骨内板下方新月形均匀低密度区，密度与脑脊液相似，多位于双侧额部。纵裂硬脑膜下积液表现为纵裂池增宽，大脑镰旁为脑脊液样低密度区（图 1-18）。

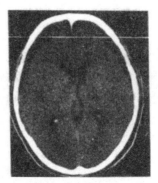

图 1-18　硬脑膜下积液

注：颅脑外伤 7 天后 CT 复查显示双侧额、颞部颅板下可见新月形低密度影，为硬脑膜下积液。

（三）鉴别诊断

本病主要与老年性脑萎缩相鉴别，根据年龄情况和其他部分脑实质有无萎缩等情况可以鉴别。

（四）特别提示

CT 诊断硬脑膜下积液时应结合临床病史及年龄等因素。

第四节　临床常见颅脑疾病的 CT 诊断

一、短暂性脑缺血发作影像

脑血管病作为神经系统最常见的疾病，已成为我国第一位致残和死亡的原因，且发病呈逐年增多趋势，其中缺血性脑血管病患者所占比例最多，达80%～85%。短暂性脑缺血发作以反复发作的短暂性失语、瘫痪或感觉障碍等为特点，是卒中的一级警报，同时也是二级预防的最佳时机。国内外已有研究证实，动脉粥样硬化引起的颅内外动脉狭窄及斑块脱落是短暂性脑缺血发作的主要病因。

（一）CT 平扫

CT 平扫是急诊脑血管病首选的检查方法，可快速鉴别缺血性和出血性脑血管病。短暂性脑缺血发作患者行头部 CT 检查的主要目的是明确颅内可能引起短暂性脑缺血发作样表现的其他结构性病变，如肿瘤、慢性硬膜下血肿、巨动脉瘤、血管畸形及脑内小出血灶等。CT 平扫用于检查脑出血，敏感性和特异性均达到几乎 100%。但对于急性缺血性病灶的诊断敏感性还较低，约26%。因此，对于短暂性脑缺血发作患者 CT 平扫的价值并不大。

（二）CTA（CT 血管造影术）

CTA 直接显示增强血流，并能结合横断面图像评估血管狭窄程度及范围；能显示颅内外动脉的形态变化如闭塞、局限性狭窄、变异等，还能观察到动脉壁斑块的形态、性质，可从不同角度和方向单独显示血管结构。CTA 可作为脑血管疾病的基础检查。

由于短暂性脑缺血发作是需要紧急干预的疾病，有时短暂性脑缺血发作患者卒中的二级预防中，颈动脉图像的快速存取和显像模式形态一样重要，敏感快速的非侵袭颈动脉成像技术能为阻止更多的短暂性脑缺血发作进展，为梗死提供时间保障和技术支持；对于短暂性脑缺血发作患者，CTA 应作为除血管超声外的首选检查。

研究表明，行 CTA 检查指导短暂性脑缺血发作治疗组梗死率明显降低，显示对于血管狭窄较重，合并不稳定斑块短暂性脑缺血发作患者发病开始后即采取积极个体化治疗策略可明显改善患者的一年期转归。而在未行 CTA 检查组，部分血管病变较重的短暂性脑缺血发作患者仅采取传统的抗血小板、活血化淤等治疗，错过了最佳干预时间。通过 CTA 检查发现病情控制不佳及进展为梗死的短暂性脑缺血发作患者大多为责任血管中度或重度狭窄、合并不稳定斑块者。这也说明在短暂性脑缺血发作的诊治中，对于责任血管病变程度的判断及针对性治疗的重要性。同时也显示了 CTA 在短暂性脑缺血发作患者预后判断中的价值。近来研究显示高分辨 CTA 检测颅内血管狭窄、闭塞性疾病敏感性为 100%，阳性预测值为 93.4%，同数字减影血管造影（DSA）基本相近。CTA 空间分辨力及显示血管精细度优于磁共振血管造影（MRA），对血流动力学不敏感，不会产生如 MRA 因血流状态的微小改变，引起信号丢失而造成假象。

（三）CT 灌注（computed tomography perfusion, CTP）

影响脑组织灌注的主要因素包括责任血管的狭窄程度及其侧支循环的建立速度，一般认为防止脑梗死的发生发展，主要与干预侧循环的建立有着密切的联系。缺血性脑血管病病变部位的灌注功能异常先于形态学改变的患者可达 93%。急性脑缺血早期患者应用 CTP 诊断，并与 PET（正电子发射型计算机断层显像）检查相对照，所获取的病变区的灌注参数值基本相同。能够客观反映脑血流变化的参数包括：患侧脑血流量减少，平均通过时间延长，局部脑组织在注射了对比剂以后达到最大灌注所需要的时间延长。决定缺血的脑组织继续发展为脑梗死的主要因素包括：脑血流量的变化，患侧区脑组织的耐受程度以及患侧区的缺血时间。随着多层螺旋 CT 发展，已经可以覆盖全脑范围，实现大范围灌注成像，大大降低了漏诊率，且时间短，适用于临床急症患者。但是，由于 CTP 需要使用血管内含碘对比剂，有碘过敏的危险，以及患者在短时间内接受较大剂量的 X 线，故应在满足临床诊疗前提下，尽可能减少辐射损伤。

二、烟雾病影像诊断

烟雾病（moyamoya disease，MMD）是一种以颈内动脉末端狭窄甚至闭塞及颅底异常新生血管网形成为特征的慢性、进行性脑血管疾病。过去，烟雾病的确诊仅能凭借 DSA 技术。随着对烟雾病的认识进展及新技术及其可靠性被验证，其他影像诊断方法被纳入双侧烟雾病确诊手段。单侧烟雾病的诊断必须由 DSA 确诊。

除了经典 DSA 方法以外，还有许多影像学方法被用于烟雾病临床辅助诊断甚至是前沿研究中。现将烟雾病各影像诊断手段总结如下。

CT 技术是大部分医院里最常规、最易获得的 24 小时脑部影像检查技术，也是大部分烟雾病病人初诊的影像检查。然而，如果单纯依靠 CT，那么大部分的烟雾病病人将被漏诊。在严重的烟雾病病例，扩张的血管及梗死与出血在 CT 上也可以显示。对于大部分病例，Willis 环的狭窄闭塞性改变及颅底新生的烟雾状血管网在 CT 图像上都没有具体的特异性表现。

增强 CT 可以部分显示 Willis 环的狭窄闭塞性改变及部分新生的血管网。

（一）3D-CTA（3-dimentional computed tomography angiography，3D-CTA）

CTA 技术在烟雾病诊断方面的应用并没有任何可执行的指南。但是，对于确实烟雾病患者颅内血管的改变，3D-CTA 是一种行之有效的手段。3D-CTA 还常被用于术前手术参考及术后颈外动脉血管的评价。值得注意的是，在血管流速过快的时候，CTA 显示血管闭塞结果会有所失真。

（二）CT 灌注（computed tomography perfusion，CTP）

CT 灌注目前已经成为了一种被广泛用于烟雾病的影像检查手段。通过 CT 灌注扫描，可以定量的获得三个值：CBF（脑组织脑血流量），CBV（颅内血容量），MTT（医学运动康复）。定量分析要求扫面范围内包括足够的大动脉及静脉体素。CT 灌注最大的优点是技术广泛普及、扫描便捷而快速。它的弊端主要在于存在一定的放射性，并且部分病人并不适用于应用碘造影剂。最重要的是，根据复旦大学附属华山医院临床应用反馈，由于 CTP 存在一定的延迟与造影剂弥散问题，脑血流经常被低估，在术后患者中这种情况尤为明显。

（三）氙增强 CT（xenon computed tomography，Xe-CT）

首次利用氙增强 CT 测量脑内 CBF 值距今已有近 30 年的历史。目前该技术对于烟雾病主要的研究方向包括两方面，一是术前评估脑内 CBF，二是在烟雾病术后病人用以评价手术疗效以及进行随访。

三、急性脑梗塞早期影像学诊断

急性脑梗塞是由动脉粥样硬化、脑动脉腔狭窄以及局部血栓等引起的，具有起病急、预后差的特点，而且随着时间的推移，患者局部脑组织的缺血缺氧加重以及血肿扩大、血肿释放出大量有毒物质等，引发继发性的脑损害，影响预后。早期诊断急性脑梗塞对于临床医师早期采取安全有效的治疗方法具有重要辅助作用。影像学方法是目前临床上诊断急性脑梗塞的主要辅助方法，有助于临床医师观察患者的缺血半暗带状况、罪犯血管等。现对影像学方法诊断早期急性脑梗塞的进展进行论述。

（一）常规 CT 扫描

在 CT 技术大力发展和普遍推广的今天，CT 扫描在各科疾病的诊断中都有广泛应用，其具有检查时间短、应用范围广、价格低廉等优点。在急性脑梗塞患者中，常规 CT 扫描常常可见脑动脉高密度影、局部脑肿胀和局部脑实质密度降低征象，尤其是大脑动脉阻塞梗塞患者极容易出现上述 3 种征象，而细小动脉的阻塞梗塞则很少出现上述征象。由于急性脑梗塞患者在发病早期主要表现为水肿，尤其是超早期的患者，常规 CT 扫描多数患者没有明确的改变。虽然常规 CT 扫描可诊断出部分的早期急性脑梗塞患者，但是由于后颅凹区的伪影多，很难诊断出一些微小的病灶，在早期诊断中价值不高。

（二）螺旋 CT 扫描

与常规 CT 扫描相比，螺旋 CT 的优势则是可以依据检查对象的需要合理设置层厚、切层方向，以螺旋状的轨迹扫描，不间断快速扫描，其不论是在图像质量上，还是在信噪比等方面均优于常规 CT 扫描。另外，螺旋 CT 还能清晰地反应三维动态血管造影结果，对于急性脑梗塞的早期诊断具有积极意义。徐方元等人的研究指出，相较于头颅 CT 平扫，16 层螺旋 CT 脑灌注成像在急性脑梗死的早期诊断中敏感度和特异度高，同时定量分析可以帮助临床医师区分中心梗死区以及缺血半暗带，为早期治疗提供准确的信息依据。

第二章 消化系统疾病的 CT 诊断

第一节 基本病变 CT 表现

一、胃肠道 CT 异常征象

①管壁局限性增厚或在肠腔内形成肿块，平扫表现为等低不均匀密度，增强扫描实质病灶轻度、中等或明显强化，均匀或不均匀；②局部壁与对侧相应段管腔凹入，形成袖口样狭窄或苹果核样改变；③局部壁龛影或溃疡形成，局部形成火山口样溃疡；④小肠及结肠肿瘤常引起肠梗阻。

二、实质脏器 CT 异常征象

病变常引起肝、脾、胰等实质脏器形态、大小、密度的改变，如肿瘤、炎症，平扫多为单发或多发低密度灶，良性病变边缘较清，恶性病变边缘不光整或模糊。病变内常见更低密度的囊变坏死区，如肝脓肿。病变内也可出现高密度影，如出血、钙化及肝内胆管结石；富血供病变，如肝细胞癌、局灶性结节增生。增强扫描动脉期明显强化，海绵状血管瘤呈充填性强化，肝囊肿不强化。

第二节 食管常见疾病 CT 诊断

一、食管裂孔疝 CT 诊断

（一）病理和临床概述

食管裂孔疝指腹腔内的脏器通过膈肌食管裂孔进入胸腔，疝入的内脏多为胃。病因分先天性及后天性，以后天性多见。依据其形态可分为先天性短食管型食管裂孔疝、滑动型食管裂孔疝、食管旁裂孔疝及混合型食管裂孔疝。临床有胃食管反流、消化道溃疡等症状。

（二）诊断要点

膈肌食管裂孔增大，膈上见腹腔内疝入脏器，即疝囊。如为胃疝入，则可见胃黏膜阴影（图 2-1）。

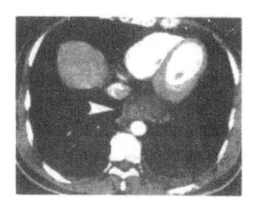

图 2-1 食管裂孔疝

注：CT 检查显示食管胃环扩大，胃囊疝入胸腔。

（三）鉴别诊断

本病主要与食管变异相鉴别。膈肌裂孔，进行钡剂造影即可鉴别。

（四）特别提示

钡剂造影是本病的主要诊断依据，在该病发生胃扭转时 CT 可提供有价值的观察。

二、食管良性肿瘤 CT 诊断

食管良性肿瘤主要为食管平滑肌瘤。

（一）病理和临床概述

食管良性肿瘤起源于食管肌层，为黏膜下壁内肿瘤，肿瘤质硬，呈膨胀性生长，有包膜，好发于食管中下段。临床表现病程较长，症状多不显著，主要为胸骨后不适或喉部异物感。

（二）诊断要点

食管壁肿块，圆形或椭圆形，向腔内或腔外生长，外缘光滑，密度均匀；增强后均匀强化。

（三）鉴别诊断

食管癌、食管平滑肌肉瘤的瘤体一般较大，容易出现出血坏死。

（四）特别提示

本病一般病程长，不影响进食。CT 检查的意义在于发现邻近的结构侵犯情况。

三、食管癌 CT 诊断

（一）病理和临床概述

食管癌为我国常见的恶性肿瘤之一，与多种因素有关，如饮酒过量、摄入亚硝胺和真菌毒素、遗传因素等。本病好发于食管中下段，以鳞状上皮癌多见。据病理解剖及 X 线表现，可将食管癌分为蕈伞型、浸润型、髓质型及溃疡型。持续性进行性吞咽困难为其典型临床表现。

（二）诊断要点

1.管壁增厚

食管癌早期为偏心性，进一步发展后整个食管的管壁增厚，黏膜破坏，相应段管腔狭窄，龛影形成，局部形成软组织肿块，增强扫描肿瘤中等度强化（图 2-2）。

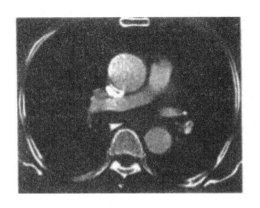

图 2-2 食管癌

注：CT 检查显示食管中段管壁明显增厚，局部形成软组织肿块，相应段管腔狭窄。

2.侵犯食管周围结构

食管癌表现为周围脂肪间隙模糊、消失，侵犯气管表现为形成食管－气管瘘，可伴有纵隔淋巴结增大。

（三）鉴别诊断

食管癌主要与食管平滑肌瘤相鉴别，平滑肌瘤边缘规则，周围黏膜不是破坏而是受压改变。

（四）特别提示

确诊食管癌一般进行食管钡剂造影即可，CT 检查主要判断食管癌的病变范围及壁外侵犯情况。

第三节　胃、十二指肠常见疾病CT诊断

一、溃疡性疾病CT诊断

（一）病理和临床概述

胃、十二指肠溃疡是消化道常见疾病，十二指肠溃疡较胃溃疡多见，与胃酸水平及幽门螺杆菌感染有关。病理表现为胃壁溃烂缺损，形成壁龛。临床表现为长期、反复的上腹疼痛。

（二）诊断要点

CT、MRI对胃、十二指肠溃疡的诊断价值不大，尤其是良性溃疡；恶性溃疡较不典型时，表现为胃壁不规则增厚或腔外软组织肿块。

（三）鉴别诊断

溃疡性疾病需进行活检，以与溃疡型胃癌相鉴别。

（四）特别提示

溃疡性病变主要靠钡剂造影或胃镜诊断，CT在观察溃疡穿孔、恶变等方面有一定优势。

二、憩室CT诊断

（一）病理和临床概述

十二指肠憩室的发病率居全部消化道憩室的首位，胃憩室少见。十二指肠憩室的病因不清，可能与先天性肠壁发育薄弱有关，病理为多层或单层肠壁向腔外呈囊袋状突出，多位于十二指肠内侧。单纯憩室无症状，合并憩室

炎或溃疡可有上腹痛、恶心、呕吐等症状。

（二）诊断要点

憩室表现为圆形或卵圆形囊袋状影，与肠腔关系密切，三维重组常见一窄颈与肠腔相连。其内密度混杂，含有气体、液体或高密度对比剂。十二指肠乳头旁憩室常引起胆管及胰管扩张（图 2-3）。

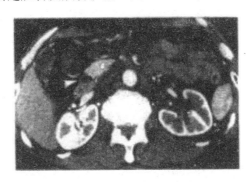

图 2-3　胃、十二指肠憩室

注：CT 显示可见十二指肠降部前方类圆形空气集聚。

（三）鉴别诊断

胃、十二指肠憩室具有典型表现，进行钡剂造影检查一般可确诊。

（四）特别提示

对于胆管、胰管扩张患者，在排除结石及肿瘤后，应考虑十二指肠壶腹部憩室的可能。

三、胃淋巴瘤 CT 诊断

（一）病理和临床概述

胃淋巴瘤（GL）起源于胃黏膜下层淋巴组织，肿瘤局限于胃肠壁及其周围区域的淋巴结，也可继发全身恶性淋巴瘤。临床症状除上腹痛、消瘦及食欲减退外，可有胃出血、低热等。

（二）诊断要点

胃壁广泛或节段性增厚，胃腔变形、缩小，增厚胃壁密度较均匀。增强扫描增厚胃壁均匀强化，其强化程度较皮革样胃低。肾门上下淋巴结肿大或广泛主动脉旁淋巴结肿大，常侵犯胰腺（图2-4）。

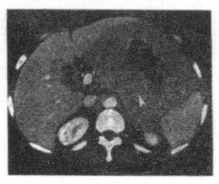

图2-4　胃淋巴瘤

注：CT检查显示胃体部胃壁弥漫性增厚，强化均一，胃腔狭窄。

（三）鉴别诊断

胃淋巴瘤需与胃癌相鉴别，胃壁增厚、胃腔缩小不明显、较少侵犯胃周脂肪层及增强强化效应不及胃癌等征象有助于胃淋巴瘤的诊断。

（四）特别提示

CT对检出早期淋巴瘤比较困难，但能充分显示中晚期淋巴瘤的病变全貌。病变确诊依靠活检。

四、胃间质瘤CT诊断

（一）病理和临床概述

胃间质瘤是一类独立来源于胃间叶组织的非定向分化肿瘤，以往常将其诊断为平滑肌或神经源性肿瘤，多数间质瘤为恶性，好发于胃体，以膨胀性、腔外性生长为主，肿瘤越大恶性可能性越大。临床表现为进行性上腹疼痛，有呕血及柏油样便，可触及包块。

（二）诊断要点

肿瘤较大，常在 5 cm 以上，腔外肿块常向腹腔薄弱区域突出，肿块密度不均，有坏死囊变，增强扫描中等度强化不均。肿块腔内部分凹凸不平，可见溃疡龛影。腔外肿块有向邻近结构浸润的现象（图 2-5）。

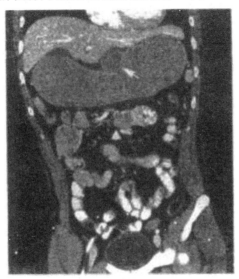

图 2-5　胃多发间质瘤

注：CT 显示胃小弯及十二指肠旁腔外肿块，密度不均，有坏死囊变，增强扫描中等度强化不均。

（三）鉴别诊断

胃间质瘤同胃癌、肝肿瘤、淋巴瘤等相鉴别，膨胀性、腔外性生长有助于胃间质瘤的诊断。

（四）特别提示

CT 重建有助于判断肿瘤的起源部位。要明确病理诊断必须进行光学显微镜检查及免疫组化检测，包括 c-kit、PDGFRα 和 CD34。

五、胃癌 CT 诊断

（一）病理和临床概述

胃癌的发病率在我国居消化道肿瘤首位。其病因至今不明，好发年龄为40～60 岁，可发生在胃的任何部位，以胃窦、小弯、贲门常见。胃癌起于黏膜上皮细胞，都为腺癌。早期胃癌临床症状轻微，表现为上腹痛、消瘦及食欲减退。

（二）诊断要点

胃壁局限或广泛增厚，胃腔狭窄，胃腔内形成不规则软组织肿块，表面凹凸不平，早期扫描肿瘤强化明显。周围组织受侵时表现为胃周脂肪层模糊、消失，腹腔腹膜后淋巴结增大，常伴肝转移（图 2-6）。

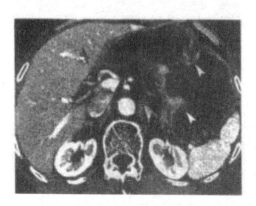

图 2-6　胃癌

注：CT 显示胃小弯侧前、后壁不规则增厚，后壁见浅大腔内溃疡，增强扫描动脉期明显强化。

（三）鉴别诊断

胃平滑肌瘤的边界光整规则，瘤内易出现出血坏死、囊变及钙化，有套叠征、胃溃疡。

（四）特别提示

胃肠造影检查只能观察胃腔内的结构，CT 检查的意义在于发现胃周结构侵犯情况，以及腹腔腹膜后有无淋巴结转移等，对临床分期有重要意义。

第四节　肝脏常见疾病 CT 诊断

一、肝囊肿 CT 诊断

（一）病理和临床概述

肝囊肿是一种常见的良性疾病。根据病因不同可分为非寄生性肝囊肿和寄生性肝囊肿。非寄生虫性肝囊肿又分为先天性肝囊肿和后天性肝囊肿（如创伤、炎症性和肿瘤性肝囊肿，又称为假性囊肿），以先天性肝囊肿最常见。先天性肝囊肿起源于肝内迷走的胆管或因肝内胆管和淋巴管在胚胎期发育障碍所致。可单发或多发，肝内有两个以上囊肿者称为多发性肝囊肿。有些病例两肝散见大小不等的囊肿，又称为多囊肝，通常并存有肾、胰腺、脾、卵巢及肺等部位囊肿。先天性肝囊肿临床一般无表现，巨大囊肿可压迫肝和邻近脏器，产生相应症状（图 2-7）。

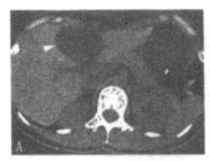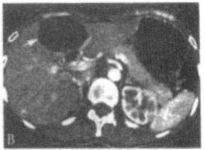

图 2-7　肝囊肿

（二）诊断要点

CT 上表现为单个或多个、圆形或椭圆形、密度均匀、边缘光滑的低密度区，CT 值接近水。伴有出血或感染时密度可以增高。增强后囊肿不强化。

（三）鉴别诊断

与囊性转移瘤、肝包虫囊肿相比，肝囊肿无强化，密度均匀可鉴别。

（四）特别提示

肝囊肿的诊断和随访应首选 B 超，其敏感度和特异性高。对于疑难病例，可选用 CT 或 MRI。其中 MRI 对于小囊肿的诊断准确率最高，CT 因部分容积效应有时不易区分囊性和实质性的肿块。

二、肝内胆管结石 CT 诊断

（一）病理和临床概述

我国肝内胆管结石的发病率约 16.1%，几乎全是胆红素钙石，由胆红素、胆固醇、脂肪酸与钙盐组成。可为双侧肝内胆管结石，也可限于左肝或右肝、左肝内胆管。肝内胆管结石的形成与细菌感染、胆汁滞留有关。肝内胆管结石伴有肝内胆管狭窄、扩张较多见，因此有胆汁的滞留。狭窄于两侧肝管均可见到，以左侧多见，也可见于肝门左、右肝管汇合部。主要临床表现：患者疼痛不明显，发热、寒战明显，周期发作；放射至下胸部、右肩胛下方；黄疸；多发肝内胆管结石者易发生胆管炎，急性发作后恢复较慢；肝大、肝区叩击痛；多发肝内胆管结石者，多伴有低蛋白血症及明显贫血；肝内胆管结石广泛存在者，后期出现肝硬化、门静脉高压。

（二）诊断要点

单纯肝内胆管结石或伴肝外胆管结石、胆囊结石，按结石成分 CT 表现可分为 5 种类型：高密度结石；略高密度结石；等密度结石；低密度结石；环状结石。胆石的 CT 表现与其成分有关，所以 CT 可以提示结石的类型。肝内胆管结石的主要 CT 表现为管状、不规则高密度影，典型者在胆管内形成铸型结石，密度与胆汁相比从等密度到高密度不等，以高密度为多见。结石位于远端较小分支时，肝内胆管扩张不明显；结石位于肝内较大胆管者，远端小分支扩张。

肝胆管结石可伴有感染，包括胆管炎和导管周围脓肿的形成。CT 表现为胆管壁增厚、强化、斑片状低密度影或环状强化、胆周脓肿延迟强化。

肝内胆管结石伴胆管狭窄，CT 可以显示结石情况及逐渐变细的胆管形态。

肝内胆管结石伴胆管细胞癌，CT 增强扫描可以在显示肝内胆管结石及扩张胆管的同时，对肿块的位置、大小、形态及其对周围肝实质的侵犯情况进行精确分析。动态增强扫描有特异性，可以分为两型：肝门型和周围型。肝门型的主要表现为占位近侧胆管扩张，70%以上可显示肿块，呈中度强化。局限于腔内的小结节时，可以显示胆管壁增厚和强化，显示腔内软组织影和中断的胆管。动态增强扫描的强化方式呈延迟强化，具有较高的特异性。周围型病灶一般较大，在平扫和增强扫描中，都表现为低密度。多数病例有轻度到中度强化，以延迟强化为主，常伴有病灶内和（或）周围区域的胆管扩张。

（三）鉴别诊断

肝内胆管结石容易明确诊断，主要需要将肝内胆管结石伴间质性肝炎与胆管细胞癌相鉴别。

（四）特别提示

肝内胆管结石的影像学检查一般首选 B 超、CT 和 MRI，由于单纯的胆管结石较少，伴有胆管炎、胆管狭窄的居多，所以，可以完整显示胆管系统的磁共振胆胰管成像（MRCP）成为一项重要的检查项目。但单纯 MRCP 对伴有胆管细胞癌或不伴胆管扩张的胆管结石显示效果不佳，CT 和 MRI 及增强扫描的价值重大（图2-8）。

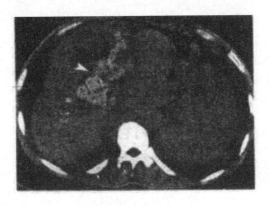

图 2-8 肝内胆管结石

注：CT 显示左肝内胆管内多发结节状高密度灶，肝内胆管扩张，肝脾周围有少量积液。

三、肝脏挫裂伤 CT 诊断

（一）病理和临床概述

由于肝脏体积大、脆性大、包膜薄，腹部受外力冲击时容易发生闭合性损伤。临床表现为肝区疼痛和严重失血性休克。

（二）诊断要点

1.肝包膜下血肿

包膜下镰状或新月状等低密度区，周围肝组织弧形受压。

2.肝实质血肿

肝内圆形、类圆形或星芒状低密度灶。

3.肝撕裂

肝撕裂表现为多条线状低密度影，边缘模糊（图2-9）。

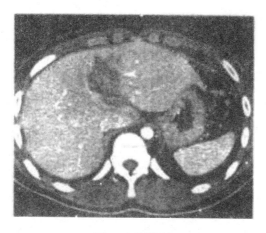

图 2-9 肝撕裂

注：CT 显示肝左叶内片状低密度灶，边缘模糊，增强扫描内部轻度不均质强化。

（三）鉴别诊断

本病结合患者病史，容易诊断。

（四）特别提示

CT 检查能准确判断肝外伤的部位、范围，肝实质损伤和大血管的关系，腹腔积血的量，为外科选择手术或保守治疗提供重要依据。

四、肝脓肿 CT 诊断

（一）病理和临床概述

肝脓肿是常见的肝内炎性病变，分细菌性肝脓肿、阿米巴性肝脓肿、真菌性肝脓肿、结核性肝脓肿等，以细菌性肝脓肿、阿米巴性肝脓肿多见。肝脓肿的病理改变可分为 3 层：中心区为组织液化坏死；中间层由含胶原纤维的肉芽组织构成；外周为移行区域，为伴有细胞浸润及新生血管的肉芽组织。临床有肝大、肝区疼痛、发热及白细胞升高等急性感染表现。

（二）诊断要点

CT 平扫可见肝实质圆形或类圆形低密度病灶，中央为脓腔，密度均匀或不均匀，CT 值高于水、低于肝，有时可见积气或液平面。脓腔壁为较高密度的环状阴影，急性期可见壁外水肿带，边缘模糊。增强扫描脓肿壁明显环状强化，中央坏死区无强化，典型称"双环"征，代表强化脓肿壁及水肿带。环征和脓肿内积气为肝脓肿的特征性表现（图 2-10）。

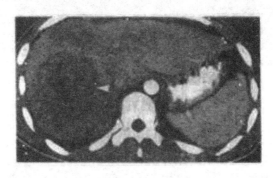

图 2-10　肝脓肿

注：CT 检查显示肝右叶类圆形混杂密度团块，增强扫描脓肿壁见环状强化，外缘见晕征，中心区域低密度脓腔未见强化。

（三）鉴别诊断

与肝转移癌相区别，典型病史及"双环"征有助于肝脓肿的诊断。

（四）特别提示

临床起病急、进展快有助于肝脓肿的诊断，不典型病例需随访观察。

五、肝硬化 CT 诊断

（一）病理和临床概述

肝硬化是以肝脏广泛纤维结缔组织增生为特征的慢性肝病，正常肝小叶结构被取代，肝细胞坏死、纤维化，肝组织代偿增生，形成肝再生结节，晚期肝脏体积缩小。引起肝硬化的主要因素有乙肝、丙肝、酗酒、胆道疾病、寄生虫等。本病早期无明显症状，后期可出现腹胀、消化不良、消瘦、贫血及颈静脉怒张、肝脾大、腹水等症状。

（二）诊断要点

肝叶比例失调，肝左叶尾叶常增大，右叶萎缩，肝裂增宽，肝表面凹凸不平，表面呈结节状，晚期肝硬化时肝脏体积普遍萎缩。

肝脏密度不均匀，肝再生结节的相对密度高，动态增强扫描见强化。

脾大（大于 5 个肋单位），脾静脉、门静脉扩张及侧支循环建立，出现胃短静脉、胃冠静脉及食管静脉曲张，部分患者见脾肾分流。

腹水，表现为腹腔间隙水样密度灶。少量腹水常积聚于肝脾周围，大量腹水时肠管受压聚拢，肠壁浸泡水肿（图 2-11）。

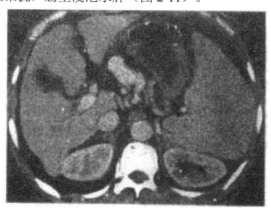

图 2-11　肝硬化

注：CT 检查显示肝脏体积缩小，肝叶比例失调，脾大，门静脉扩张伴侧支血管形成。

（三）鉴别诊断

与弥漫型肝癌相比，增强扫描动脉期肝内结节明显强化及门脉癌栓、甲胎蛋白（AFP），AFP 显著升高等征象均有助于诊断。

（四）特别提示

CT 可直观显示肝脏形态和轮廓改变，观察肝密度改变，可初步判断肝硬化的程度，同时可全方位显示肝内血管，为经颈静脉肝内门腔内支架分流术（TIPSS）的操作进行导向。

六、脂肪肝 CT 诊断

（一）病理和临床概述

脂肪肝为肝内脂类代谢异常，诱发三酰甘油和脂肪酸在肝内聚积、浸润和变性，分局灶性脂肪浸润及弥漫性脂肪浸润两种。常见病因有肥胖、糖尿病、肝硬化、激素治疗及化疗等。临床表现为肝大、高脂血症等症状。

（二）诊断要点

局灶性脂肪浸润，表现为肝叶或肝段局部密度降低，密度低于脾脏，无占位效应，其内见血管纹理分布。

弥漫性脂肪浸润，表现为全肝密度降低，肝内血管异常清晰（图 2-12）。

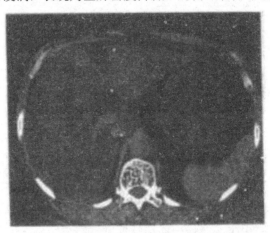

图 2-12　脂肪肝

注：CT 检查显示肝脏平扫密度均匀性降低，低于脾脏密度，肝内血管纹理异常清晰。临床常把肝/脾 CT 比值作为脂肪肝治疗后的观察指标。

（三）鉴别诊断

本病主要与肝癌、血管瘤、肝转移癌等相鉴别。局限性脂肪肝或弥漫性脂肪肝中残存肝岛有时呈圆形或类圆形，易误诊为肿瘤或其他病变。增强扫描表现、无占位效应、无门脉肝静脉阻塞移位征象，可作为鉴别诊断依据。

（四）特别提示

对于肝岛、局灶性脂肪浸润及脂肪肝基础上伴有病变的检查，MRI 具有优势。

七、肝细胞腺瘤 CT 诊断

（一）病因病理及临床表现

肝细胞腺瘤与口服避孕药或合成激素有关，肿瘤由分化良好、形似正常的肝细胞组织构成，无胆管，表面光滑，有完整假包膜。本病主要见于年轻女性，多无症状，停用避孕药后肿块可以缩小或消失。

（二）诊断要点

平扫为圆形低密度块影，边缘锐利。少数为等密度，增强扫描动脉期明显强化。有时肿瘤周围可见脂肪密度包围环，为该肿瘤的特征。

（三）鉴别诊断

（1）肝癌：与肝细胞癌相比，腺瘤强化较均匀。
（2）局灶性结节增生：中央瘢痕为其特征。
（3）血管瘤：肝血管瘤在做增强扫描的时候，造影剂在早期就进入血管瘤内，而且存留时间较长，造影剂流出血管瘤的时间比较晚，可多发。

（四）特别提示

肝细胞腺瘤在 CT 上与其他实质性肿瘤表现相似，不易做出定性诊断。若

49

患者有长期口服避孕药史，可供诊断参考。

八、肝脏局灶性结节增生 CT 诊断

（一）病因病理及临床表现

肝脏局灶性结节增生（hFNH）是一种相对少见的肝脏良性富血供占位。病变常为单发，易发生于肝包膜下，边界多清晰，但无包膜，其病理表现：实质部分由肝细胞、肝巨噬细胞、血管和胆管等组成，肝小叶的正常排列结构消失；肿块内部有放射性纤维瘢痕，瘢痕组织内包含一条或数条供血滋养动脉。本病多见于年轻女性，通常无临床症状。

（二）诊断要点

平扫表现为等密度或略低密度，中央瘢痕为更低密度；动态增强扫描hFNH 表现基本恒定，表现为动脉期明显均匀强化（中央瘢痕除外），程度强于肝细胞肝癌及海绵状血管瘤，门脉期强化程度降低，略高于正常肝组织，中央瘢痕一般延时强化（图 2-13）。

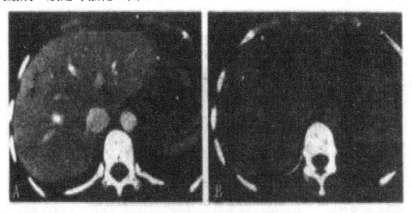

图 2-13　肝脏局灶性结节增生

注：CT 检查显示增强扫描肝右前叶类圆形团块强化，中央星芒瘢痕延迟期强化。

（三）鉴别诊断

本病主要与肝细胞肝癌相鉴别，hFNH 无特殊临床症状，中央瘢痕为其特征。

（四）特别提示

CT 可动态反映病灶血供特点，定性能力强。对于不典型者，放射性核素扫描和 MRI 的检查意义大。

九、血管平滑肌脂肪瘤 CT 诊断

（一）病因病理及临床表现

血管平滑肌脂肪瘤（HAML）是一种较为少见的肝脏良性间叶性肿瘤，由血管、平滑肌和脂肪 3 种成分以不同比例组成。随着病理诊断水平的不断提高，近年来对其的报道逐渐增多，但由于该瘤的形态学变异多样化，因此大多数病例易被误诊为癌、肉瘤或其他间叶性肿瘤。

（二）诊断要点

HAML 病理成分的多样化导致临床准确诊断 HAML 存在一定困难。根据 3 种组织成分的不同比例，可将肝血管平滑肌脂肪瘤分为 4 种类型。①混合型，各种成分比例基本接近（脂肪含量 10%～70%）。混合型 HAML 是 HAML 中常见的一种类型，CT 平扫显示为含有脂肪的混杂密度，各种成分的比例相近，增强扫描动脉期软组织成分有明显强化，多数能持续到门静脉期，病灶中心或边缘可见高密度血管影（图 2-14A-B）。②平滑肌型，脂肪含量大于 10%，根据其形态分为上皮样型、梭形细胞型等。平滑肌型 HAML 中脂肪含量小于 10%，动脉期及门静脉期强化都略高于周围肝组织，但术前准确诊断困难（图 2-14C-E）。③脂肪型（脂肪含量大于等于 70%），脂肪型 HAML 影像学表现相对有特征性，脂肪影是其特征性 CT 表现之一。其他成分的比例较少。因此，在 CT 扫描时发现有低密度脂肪占位则高度怀疑 HAML（图 2-14F）。④血管型。血管型 HAML 诊断依靠动态增强扫描。大多数此类的 HAML 在注射对比剂后40秒，病灶达到增强峰值，延迟期（＞4分钟）病灶仍然强化，强化方式酷似血管瘤，造成鉴别诊断困难，主要靠病灶内含有脂肪及中心高密度点状血管影加以区分。

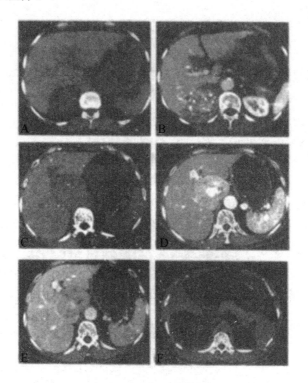

图2-14　肝脏血管平滑肌脂肪瘤

注：A、B为混合型：可见脂肪低密度及软组织影、增强的血管影；C—E为上皮样型：实质内未见明显脂肪密度，中央可见粗大畸形的血管影，增强扫描为"快进快出"模式；F为脂肪型，大部分为脂肪密度。

（三）鉴别诊断

脂肪型HAML首先要与肝脏含脂肪组织的肿瘤鉴别：脂肪瘤及脂肪肉瘤CT值多在60Hu以下，而且无异常血管及强化组织，脂肪肉瘤形态不规则，边缘不光滑；肝局灶性脂肪变性，常呈扇形或楔形，无占位表现，其内有正常血管穿过；肝癌病灶内脂肪变性，分布弥散，界限不清，伴有液化坏死和血管侵犯，有肝硬化和AFP升高；髓源性脂肪瘤，由于缺乏血供，血管造影呈乏血供或少血供。

平滑肌型 HAML 需要与肝癌、血管瘤、腺瘤等相鉴别：肝细胞癌，增强扫描"早进早出"，动脉期多为明显强化，呈高密度，但门静脉期及平衡期强化不明显，密度相对低于周围正常肝组织。肝血管平滑肌脂肪瘤的软组织成分在门静脉期仍呈稍高密度，尤其是脂肪成分少的 HAML 容易被误诊为肝癌；肝脏转移瘤或腺瘤，鉴别诊断主要依赖于病史，瘤内出血、坏死有助于鉴别肝细胞腺瘤；血管型平滑肌脂肪瘤的强化方式和血管瘤的强化方式相似，在平衡期仍然为较高密度。肝血管瘤由扩张的血管及血窦组成，血窦内衬内皮细胞，有厚薄不一的纤维隔，其血供特点为"快进慢出"，在增强扫描时强化密度与肝动脉相近，动脉期、门静脉期均为明显强化，而平衡期多为稍高密度。较大的肝血管瘤内可有纤维化，呈低密度，与肝血管平滑肌脂肪瘤内含脂肪的低密度明显不同，因而鉴别诊断主要依靠 HAML 内有脂肪成分及中心血管影。

（四）特别提示

动态增强多期扫描可充分反映 HAML 的强化特征，有助于提高 HAML 诊断的准确性，但是对于不典型病灶必须结合临床病史和其他影像检查方法，在 CT 引导下进行细针抽吸活检对肝脏 HAML 的诊断很有帮助。少脂肪的 HAML 可以进行 MRI 同相位、反相位扫描。

十、肝脏恶性肿瘤 CT 诊断

（一）肝癌

1.病因病理及临床表现

肝癌是成人常见的恶性肿瘤之一，肝癌患者大多具有肝硬化背景。肝癌有 3 种组织学类型：肝细胞型、胆管细胞型、混合细胞型。肿瘤主要由肝动脉供血，易发生出血、坏死、胆汁郁积。肿块大于 5 cm 为巨块型；肿块小于 5 cm 为结节型；细小癌灶广泛分布为弥漫型。纤维板层样肝细胞癌为一种特殊类型的肝癌，以膨胀性生长并有较厚包膜及瘤内钙化为特征，多好发于青年人，无乙型肝炎、肝硬化背景。

2.诊断要点

（1）肝细胞肝癌，表现为或大或小、数目不定的低密度灶。CT 值低于正常肝组织 20 Hu 左右。有包膜者边缘清晰。边缘模糊不清表明有浸润性生长，常侵犯门静脉及肝静脉。有些肿瘤分化良好，平扫呈等密度。增强扫描表现多种多样，通常动脉期癌灶不均匀强化明显，门静脉期及延迟期快速消退，即所谓"快进快出"强化模式（图 2-15）。

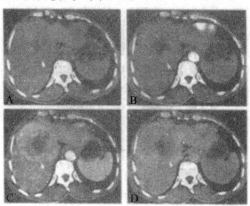

图 2-15　肝癌的平扫、动脉期、门静脉期及延迟期扫描影像

注：A—D 为 CT 显示动脉期扫描肝脏右叶病灶明显强化，见条状供血血管影；门静脉期及延迟期扫描病灶强化程度降低，见假包膜强化。

（2）胆管细胞癌，平扫为低密度肿块，增强动脉期无明显强化，门静脉期及延迟期边缘强化，并向中央扩展。肿瘤发生在较大胆管处时，可见近端胆管呈节段性扩张（图 2-16）。

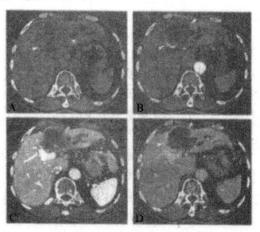

图 2-16　左肝外叶胆管细胞癌

注：A.左肝外叶萎缩，平扫可见肝内低密度肿块；B—D.左肝肿块逐渐强化，边缘不规则。

3.鉴别诊断

本病主要同肝血管瘤、肝再生结节、肝转移癌等相区别，乙型肝炎病史、AFP 升高、肝内胆管结石及门脉癌栓等均有助于肝癌的诊断。

4.特别提示

一般肝癌通过典型 CT 表现、慢性肝病史、AFP 升高可确诊。部分不典型肝癌可通过影像引导下的穿刺活检明确诊断。

（二）肝转移癌

1.病因病理及临床表现

由于肝脏为双重供血，其他脏器恶性肿瘤容易转移至肝脏，尤以门静脉为多，故消化系统肿瘤转移占首位，其次为肺、乳腺等肿瘤。肝转移癌多为结节或圆形团块状，中心易发生坏死、出血和囊变，钙化较常见。

2.诊断要点

90%以上的肝转移癌表现为单发或多发圆形低密度灶，大部分病灶边缘较清晰，密度均匀，CT 值 15～45 Hu，若中心坏死、囊变，密度则更低。若有出血、钙化，则局部为高密度。增强扫描瘤灶边缘变清晰，呈花环状强化，称"环靶征"，部分病灶中央延时强化，称"牛眼征"（图 2-17）。

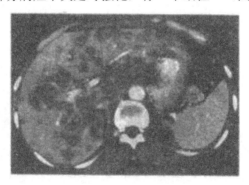

图 2-17　乳腺癌肝转移

注：CT 检查显示肝内见广泛低密度结节及团块状转移瘤，境界较清，增强扫描边缘环状强化。

3.鉴别诊断

肝转移癌同肝癌、肝血管瘤、肝再生结节、局灶性脂肪浸润等相鉴别，结合原发病灶，一般不难诊断。

4.特别提示

多血供肿瘤有平滑肌肉瘤、肾癌、甲状腺癌、胰岛细胞瘤；少血供肿瘤有胃癌、胰腺癌及恶性淋巴瘤；黏液腺癌易产生钙化；结肠癌、平滑肌肉瘤易发生出血、坏死；直肠癌可为单发巨大肿块；卵巢癌常见肝包膜种植转移。

十一、肝脏血管性病变 CT 诊断

（一）肝海绵状血管瘤

1.病因、病理及临床表现

肝海绵状血管瘤起源于中胚叶，为中心静脉和门静脉发育异常所致，由大小不等的血窦组成，血窦内充满血液，与正常肝组织间有薄的纤维包膜。瘤体小至数毫米，大致数十厘米，直径大于 4 cm 的称巨大血管瘤。小血管瘤无症状，巨大血管瘤引起压迫症状，血管瘤破裂可致肝内或腹腔出血。

2.诊断要点

平扫为圆形或类圆形低密度灶，边缘清晰，密度均匀。动态增强扫描动脉期病灶周边结节或环状强化，门静脉期逐渐向中心充填，延迟期（5～10分钟）病灶大部分或全部强化。整个强化过程称"早进晚出"，为血管瘤特征性征象。巨大血管瘤可见分隔或钙化，大血管瘤内部多有纤维、血栓及分隔而不强化（图2-18）。

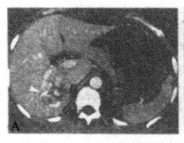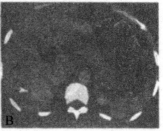

图 2-18　肝海绵状血管瘤

注：CT检查显示增强扫描示右肝病灶边缘结节环状强化，平衡期病灶被充填，呈高密度改变。

3.鉴别诊断

本病主要与肝细胞癌、肝转移癌相鉴别。肝细胞癌的"快进快出"强化模式与肝海绵状血管瘤容易相鉴别；肝转移癌一般有原发病史，且呈环状强化。

4.特别提示

CT 是诊断血管瘤的主要手段，但若未做延迟扫描或扫描的时间掌握不好，可能会误诊。特别是伴有脂肪肝的患者，CT 诊断较困难，可选用 MRI 检查，MRI 诊断血管瘤有特征表现。

（二）巴德－基亚里综合征

1.病因、病理及临床表现

巴德－基亚里综合征（BCS）是指肝静脉流出道阻塞和由此引起的相应表现，阻塞可以发生于肝与右心房之间的肝静脉或下腔静脉内。BCS 是一种全球性疾病，其发病率、病因、病变类型及临床表现具有一定地域性。在亚洲，BCS 多由下腔静脉膜性闭塞所致，多无明确病因。临床主要表现为下腔静脉梗阻和门静脉高压症状，发病年龄以 20～40 岁为多见，男性略高于女性，如诊断不及时可以导致肝实质纤维化、肝硬化甚至因肝衰竭而死亡。BCS 依据其病变类型和阻塞部位分为肝静脉阻塞型、下腔静脉阻塞型及肝静脉下腔静脉均阻塞型。

2.诊断要点

（1）肝静脉和（或）下腔静脉明显狭窄或闭塞。CT 可以直接显示肝静脉和下腔静脉的情况。

（2）肝实质内呈网格状改变或局部低密度影，增强扫描时呈渐进式强化，为肝淤血所致的局部区域有相对减弱的动脉血流，因此窦后压力增高、门静脉血流减慢所致。显示门静脉高压征象，包括腹水、胆囊水肿、胆囊静脉显示及侧支循环形成等。

（3）肝内侧支血管，在 CT 增强上表现为多发"逗点状"异常强化灶，为扭曲的袢状血管，尤其在延迟期扫描可以显示肝内迂曲高密度影。

（4）肝硬化改变，伴或不伴轻度脾大。

（5）肝再生结节，在病理检查中，60%～80%的 BCS 患者肝内可见到大于 5

mm 的多发的肝再生结节，也称腺瘤性增生结节或结节样再生性增生。通常为散在多发，圆形或类圆形，边界清楚，大小不等，通常直径为 0.2～4.0 cm，少数可为 7～10 cm。部分位于周边的结节可引起肝轮廓改变（图 2-19）。

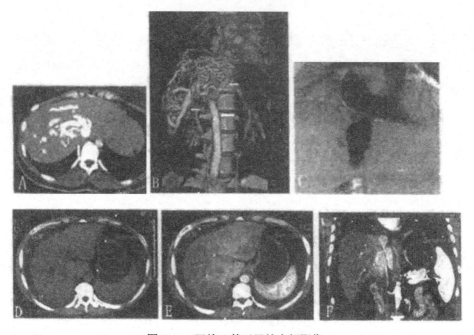

图 2-19　巴德－基亚里综合征影像

注：A、B 为 CT 增强延迟扫描和 VRT 重建，可见肝中、右静脉造影剂滞留，下腔静脉内造影剂滞留明显；C 为 DSA 下腔静脉造影，可见膜状物；D—F 为另一例患者，男，45 岁，平扫肝脏密度不均匀，有腹水，增强扫描可见肝实质明显不均匀强化，冠状位重建可见下腔静脉肝内段明显受压。

3.鉴别诊断

（1）多发性肝转移癌，其强化多为边缘强化，多个转移结节呈明显均一强化者少见，与 BCS 肝再生结节不同，结合其他影像学表现及临床资料不难鉴别。

（2）与可能合并的肝细胞癌进行鉴别，肝细胞癌有其特征性的"快进快出"强化模式，血浆甲胎蛋白浓度的升高可提示肝细胞癌的发生。

（3）hFNH 在延迟扫描时可以有进一步强化，但鉴别意义不大，因为两者都是属于肝细胞及血管等间质过度增殖形成的良性结节。

4.特别提示

MRI 和 CT 能很好地显示肝脏实质信号或密度的改变，增强以后能清楚地显示血管结构及血供变化情况。另外，MRI 可以多方位做肝血管成像，最大限度地显示血管结构，而不用静脉注射造影剂。特别是对于那些因血管病变严重或肝静脉开口闭塞，即使进行血管造影也难以显示的血管结构，能够清楚地显示。相位敏感技术及 MRI 血管造影有助于评价门静脉通畅度和血流方向。超声检查是诊断 BCS 的首选检查方法，可为临床病变的定位、分型提供可靠的诊断依据，但其局限性在于不能全面评价凝血块或肿瘤累及下腔静脉或肝静脉的情况。静脉造影是诊断的金标准，目前采用介入方法治疗 BCS 已十分普遍。

（三）肝小静脉闭塞病

1.病因、病理及临床表现

肝小静脉闭塞病（hVOD）是指肝小叶中央静脉和肝小叶下静脉损伤导致管腔狭窄或闭塞产生的肝内窦后性门静脉高压症。本病的致病原因据目前所知有两大类：一是食用含吡咯烷生物碱的植物或被其污染的谷类；二是癌症化疗药物和免疫抑制药的应用。另有文献认为，肝区放疗 4 周内，对肝照射区照射剂量超过 35 Gy 时也可发生本病。含吡咯烷生物碱的植物与草药有野百合、猪屎豆、千里光、土三七等。

病理表现：急性期肝小叶中央区肝细胞由于静脉回流不畅而出血坏死，无炎细胞浸润；亚急性期肝小叶、肝小静脉支内皮增生、纤维化致管腔狭窄，出现血液回流障碍。周围有广泛的纤维组织增生；慢性期呈同心源性肝硬化的表现。

急性期起病急骤，上腹剧痛、腹胀、腹水、黄疸、下肢水肿少见，有肝功能异常；亚急性的特点是持久性的肝大，反复出现腹水；慢性期表现以门静脉高压为主。

2.诊断要点

（1）CT 平扫：肝大，密度降低，严重者呈地图状、斑片状低密度，有中到大量腹水。

（2）增强动脉期：肝动脉呈代偿改变，血管增粗、扭曲，肝脏可有轻度的不均匀强化。

（3）门静脉期：特征性的地图状、斑片状强化和低灌注区；肝静脉显示不清，下腔静脉肝段明显变扁，远端不扩张亦无侧支循环，下腔静脉、门静脉周围呈现"晕征"或"轨道征"，胃肠道多无淤血表现（图2-20）。

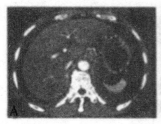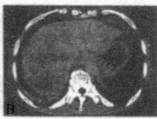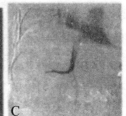

图 2-20　肝小静脉闭塞病

注：A、B、C 三图为患者服用土三七 20 天后出现腹水，肝功能损害；CT 显示肝淤血改变，肝静脉未显示，门静脉显示正常，侧支循环较少；造影见下腔静脉通畅，副肝静脉显示良好。

（4）延迟期：肝内仍可有斑片尖状、地图状的低密度区存在。

3.鉴别诊断

慢性型巴德－基亚里综合征约有 60% 的患者伴有躯干水肿、侧腹部及腰部静脉曲张、下腔静脉梗阻的表现，而 hVOD 无这种表现。CT 平扫及增强可发现 BCS 的梗阻部位，以及肝内和肝外侧支血管形成等血流动力学改变。

4.特别提示

对临床有明确病史、符合肝脏 CT 3 期增强表现特征者，可以提示 hVOD 的诊断，并根据平扫和增强前后的肝实质密度改变程度和肝内血管的显示清晰程度，提供临床对肝脏损害程度的判断。明确诊断应进行肝静脉造影和肝穿刺活检。临床无特异性治疗。

（四）肝血管畸形

1.病理和临床概述

肝血管畸形分为先天性和特发性两类：前者为遗传性出血性毛细血管扩张症（HHT）的肝血管异常表现的一部分，较为多见；后者为单纯肝血管畸形，而无其他部位或脏器的血管畸形。文献报道，HHT 有 4 个特征：家族性，鼻咽部出血，脏器出血，以及内脏动、静脉畸形。一般认为，如果上述症状出现 3 项即可诊断为 HHT。HHT 的主要临床表现为肝硬化，继而出现肝性脑病、食管静脉曲张及充血性心力衰竭等。HHT 的病变主要累及毛细血管、小静脉及小中动脉，表现为毛细血管扩张，动、静脉畸形，以及动、静脉瘘。这种改变可累及皮肤、黏膜、肺、胃肠道、肝脏和中枢神经系统，肝脏受累概率为 8%～31%，可形成肝硬化改变。特发性肝动脉畸形仅指肝动脉异常，同 HHT 比较，两者的肝动脉畸形改变是类似的。

2.诊断要点

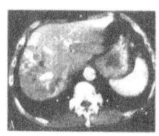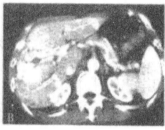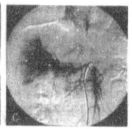

图 2-21　特发性肝血管畸形

注：CT 检查显示动脉期肝内异常强化灶，门静脉提前出现；造影见肝动脉杂乱，肝静脉、门静脉提前出现；该患者给予两次 NBCA 栓塞畸形血管，肝功能良好。

CT 和增强造影显示患者有典型的肝内动、静脉瘘，轻度门静脉、肝静脉瘘。肝血管畸形有许多伴发改变，如增粗肝动脉压迫局部胆管可使胆管扩张，血流动力学改变致肝大、尾叶萎缩等（图 2-21）。

增强扫描动脉期肝实质灌注不均匀，可见斑片状强化区，且其间夹杂散在点状强化，腹腔动脉干及肝内动脉明显增宽、扭曲，同时伴肝脏增大，动脉期全肝静脉清晰显影，门静脉期肝实质密度强化基本均匀，门静脉一般无明显异常改变。

3.鉴别诊断

肿瘤所致动、静脉瘘，可见肝脏肿块，有临床病史，一般可以鉴别。

4.特别提示

双期螺旋 CT、CTA、MRA 特别有助于显示血管畸形的血流特征及空间关系，同时可以发现肝脏动、静脉畸形的其他伴发表现，这些结果很难被其他影像技术很好地显示，因此双期螺旋 CT、CTA、MRA 可以充分认识病灶的影像学特征，为诊治提供可靠的影像学信息。动态增强 MRA 也可以直观显示肝动脉畸形改变，是超声检查和传统 CT 无法比拟的。肝动脉造影是诊断肝血管畸形的金标准。

第五节 胆囊常见疾病 CT 诊断

一、胆囊结石伴单纯性胆囊炎 CT 诊断

（一）病理和临床概述

胆囊结石伴单纯性胆囊炎的病理改变是胆囊壁充血水肿及炎性渗出，严重者胆囊壁坏死或穿孔形成胆瘘，常伴有结石。临床常有慢性胆囊炎或胆囊结石病史，症状为右上腹疼痛，放射至右肩，为持续性疼痛并阵发性绞痛，伴畏寒、呕吐。

（二）诊断要点

平扫显示胆囊增大，直径大于 15 mm，胆囊壁弥漫性增厚超过 3 mm，常见胆囊结石；增强扫描增厚胆囊壁明显均匀强化。胆囊窝可有积液，若胆囊壁坏死穿孔，可见液平面（图 2-22）。

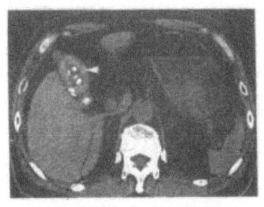

图 2-22 胆囊结石伴单纯性胆囊炎

注：CT 检查示胆囊壁明显增厚，胆囊内见多发小结节状高密度结石。

（三）鉴别诊断

本病主要与慢性胆囊炎、胆囊癌相鉴别，胆囊癌常表现为胆囊壁不规则增厚，伴相邻肝脏浸润。

（四）特别提示

超声检查为急性胆囊炎、胆囊结石最常用的检查方法。CT 在显示胆囊窝积液、胆囊穿孔及气肿性胆囊炎方面有较高价值。

二、黄色肉芽肿性胆囊炎 CT 诊断

（一）病理和临床概述

黄色肉芽肿性胆囊炎（XGC）是一种以胆囊慢性炎症为基础，伴有胆汁肉芽肿形成、重度增生性纤维化，以及以泡沫状组织细胞为特征的炎性疾病。本病常见于女性，患者常有慢性胆囊炎或结石病史，临床表现与普通胆囊炎相似。

（二）诊断要点

（1）不同程度的胆囊壁增厚，呈弥漫性或局限性，胆囊增大。

（2）胆囊壁可见大小不一、数目不等的圆形或椭圆形低密度灶，病灶可融合，增强无明显强化。胆囊壁轻中度强化。

（3）可显示黏膜线。

（4）胆囊周围侵犯征象，胆囊结石或钙化（图 2-23）。

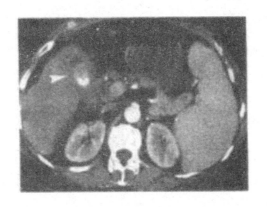

图 2-23　黄色肉芽肿性胆囊炎

注：CT 检查显示胆囊壁弥漫性不均性增厚，中央层可见低密度，呈"夹心饼干"征；胆囊壁轻中度强化，胆囊腔内可见高密度结石，胆囊窝模糊不清。

（三）鉴别诊断

本病主要与胆囊癌、急性水肿或坏死性胆囊炎相鉴别，鉴别较困难。

（四）特别提示

CT 常易误诊为胆囊癌伴周围侵犯，需将切除胆囊做病理检查后才能最终确诊。

三、胆囊癌 CT 诊断

（一）病理和临床概述

胆囊癌的病因不明，可能与胆囊结石及慢性胆囊炎长期刺激有关。多见于中老年患者，以女性多见，早期无明显症状，进展期表现为右上腹持续性疼痛、黄疸、消瘦、肝大及腹部包块。约 80%伴有胆囊结石，70%～90%为腺癌，80%呈浸润性生长。晚期肿瘤侵犯肝脏、十二指肠、结肠右曲等周围器官，可通过肝动脉、门静脉及胆管远处转移。

（二）诊断要点

胆囊癌分为胆囊壁增厚型、腔内型、肿块型和弥漫浸润型，表现为胆囊壁不规则性增厚或腔内肿块，增强扫描明显强化，常伴有胆管受压扩张，邻近肝组织受侵犯，表现为低密度区（图 2-24）。

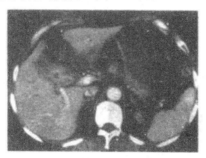

图 2-24 胆囊癌侵犯局部肝脏

注：CT 增强扫描可见胆囊正常结构消失，胆囊壁不规则增厚伴延迟不均匀强化，局部肝脏可见受累。

（三）鉴别诊断

有时，胆囊癌与慢性胆囊炎或胆囊腺肌增生症相鉴别较为困难。

（四）特别提示

CT 虽然在诊断胆囊癌上很有价值，但有一定的局限性。例如：早期胆囊癌 CT 易漏诊；对于晚期胆囊癌，CT 不易区分肿瘤来源；胆囊癌胆管内播散 CT 不易发现；等等。

第六节 胰腺常见疾病 CT 诊断

一、胰腺炎 CT 诊断

胰腺炎分为急性胰腺炎、慢性胰腺炎。

（一）急性胰腺炎

1.病理和临床概述

急性胰腺炎为常见急腹症之一，多见于成年人，暴饮暴食及胆道疾病为常见诱因，分水肿型及出血坏死型两种。水肿型表现为胰腺大、间质充血水肿及炎症细胞浸润；出血坏死型表现为胰腺腺泡坏死、血管坏死性出血、脂肪坏死，伴胰周渗液及后期假性囊肿形成。本病临床起病急骤，持续性上腹部疼痛，可放射至胸背部，伴发热、呕吐，甚至低血压性休克。血清淀粉酶和尿淀粉酶含量值升高。

2.诊断要点

（1）水肿型：轻型 CT 表现正常，多数表现为胰腺不同程度增大，密度正常或稍低，轮廓清或欠清，可有胰周渗液，增强后胰腺均匀强化。

（2）出血坏死型：胰腺体积弥漫性增大、密度不均匀，常见高低混杂密度区，增强扫描见低密度坏死区，胰周脂肪层模糊、消失，胰周见低密度渗液，肾前筋脉增厚。常并发胰腺蜂窝织炎及胰腺脓肿（图 2-25）。

3.鉴别诊断

本病主要同胰腺癌、胰腺囊腺瘤相鉴别，典型临床病史及实验室检查有助于胰腺炎的诊断。

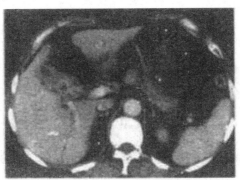

图 2-25　急性胰腺炎

注：CT 检查显示胰腺弥漫性肿胀、密度降低，胰周见低密度渗液，左侧肾前筋膜增厚。

4.特别提示

部分患者早期 CT 表现正常，复查时才出现胰腺增大、胰周渗液等征象。

CT 对出血坏死性胰腺炎的诊断有重要作用。因此，临床怀疑急性胰腺炎时应及时进行 CT 检查及复查。

（二）慢性胰腺炎

1.病因、病理及临床表现

慢性胰腺炎在我国以胆道疾病的长期存在为主要病因。本病的病理特征是胰间质纤维组织增生、胰腺腺泡广泛进行性纤维化、胰腺实质破坏，以及有不同程度的炎症性改变。临床上根据其功能受损的程度而有不同的表现，常有反复上腹痛及消化障碍。

2.诊断要点

（1）胰腺轮廓改变，外形可表现为正常、弥漫性增大或萎缩、局限性增大，弥漫性增大常见于慢性胰腺炎急性发作者。

（2）主胰管扩张，直径大于 3 mm，常伴导管内结石或导管狭窄。

（3）胰腺密度改变甚至钙化是慢性胰腺炎的特征，胰腺实质坏死区表现为边界不清的低密度区，增强扫描早期可见强化。

（4）假囊肿形成。

（5）肾前筋膜增厚（图 2-26）。

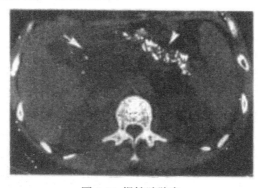

图 2-26 慢性胰腺炎

注：CT 检查显示胰腺萎缩，广泛钙化，胰管局部扩张，胰头后方区域见假性囊肿形成。

3.鉴别诊断

慢性胰腺炎常表现为胰管不规则扩张、胰周血管受压，而胰腺癌常表现为胰管中断、胰周血管侵犯。

4.特别提示

CT诊断慢性胰腺炎时,最关键的是要排除胰腺癌或判断是否合并胰腺癌。进行 MRCP 检查观察病变区胰管是否贯穿或中断,有助于提高诊断的正确性。

二、胰腺良性肿瘤或低度恶性肿瘤CT诊断

(一)胰岛细胞瘤

1.病因、病理及临床表现

胰岛细胞瘤起源于胰腺内分泌细胞,根据有无激素分泌活性,分为功能性和非功能性两大类。90%的功能性胰岛细胞瘤直径不超过 2 cm,85%为良性;非功能性胰岛细胞瘤的瘤体总是很大。不同肿瘤的临床表现不一样,无功能胰岛细胞瘤小者无症状,大者以腹部肿块为主诉;功能性胰岛细胞瘤因分泌不同激素而症状不同,如胰岛素瘤表现为持续性低血糖,促胃液素(胃泌素)瘤表现为胰源性溃疡,等等。

2.诊断要点

动态增强扫描因肿瘤血管丰富而增强显示。非功能性胰岛细胞瘤瘤体很大,平扫呈等密度或低密度,肿块呈椭圆形或分叶状,可出现囊变坏死,少数有钙化,邻近器官受压改变。增强扫描实质部明显强化,肿瘤不侵犯腹腔干及肠系膜血管根部周围脂肪层(图 2-27)。

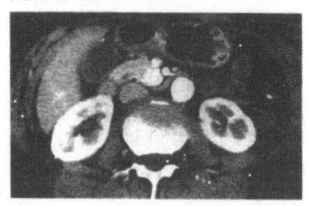

图 2-27　胰岛细胞瘤

注:CT 检查显示胰腺钩突旁明显强化结节,边缘规则,与周围血管边界清楚。

3.鉴别诊断

无功能胰岛细胞瘤需与胰腺癌相鉴别，瘤体大、富血管、瘤体内钙化及无胰腺后方血管侵犯等征象有助于诊断胰岛细胞瘤。

4.特别提示

功能性胰岛细胞瘤由于肿瘤小，常规 CT 检出的敏感性不高。判断胰岛细胞瘤是良性还是恶性时依靠影像学检查不可靠，需应用免疫化学检查和内分泌标识来分类。

（二）胰腺囊性肿瘤

1.病因病理及临床表现

胰腺囊性肿瘤比较少见，病理上分为大囊型及小囊型，好发于胰腺体尾部，高龄女性多见，一般无明显临床症状，肿瘤较大时可触及腹部包块，胃肠道可有不适症状。

2.诊断要点

平扫可见胰腺内壁较厚的囊性肿块，大囊型直径大于 2 cm，小囊型直径小于 2 cm，囊壁可见向腔内突出的乳头状肿瘤，或表现为多个小囊状肿物，中心呈放射状间隔。增强扫描较明显强化（图 2-28）。

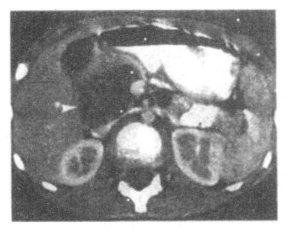

图 2-28　胰腺囊性肿瘤

注：CT 检查显示胰头区囊性占位，前缘见受压推移正常胰腺组织，增强扫描病灶内部环状强化。

3.鉴别诊断

囊性腺瘤与囊性腺癌很难鉴别，血管造影有利于鉴别。

4.特别提示

发现胰腺小囊性占位，特别是占位发生在胰腺体尾部时，不要轻易诊断为胰腺囊肿或胰腺囊性肿瘤，一定要密切随访。

三、胰腺癌 CT 诊断

（一）病因病理及临床表现

胰腺癌主要源于导管细胞，无明确诱发因素，慢性胰腺炎是重要病因。本病多见于 60～80 岁人群，男性好发，按临床表现分为胰头癌、胰体尾部癌及全胰腺癌。腹痛、消瘦和乏力为胰腺癌的共同症状，黄疸是胰头癌的突出表现。

（二）诊断要点

第一，胰腺局限或弥漫性增大，肿块形成。

第二，胰腺内不均质低密度肿块，内部可有液化坏死区，增强扫描病灶轻度强化（图 2-29）。

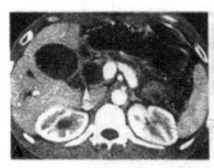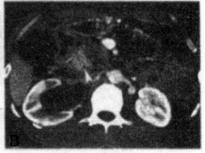

图 2-29　胰腺癌

注：CT 显示胆道胰管扩张，呈"双管征"；胰头区见低密度肿块，增强扫描轻度不均质强化，正常胰腺实质仍明显强化（箭头所示），右肾盂积水。

第三，病变处胰管中断，远侧胰管扩张，周围腺体萎缩，胰头癌可出现"双管征"。

第四，胰周脂肪层模糊、消失，伴条索状影，血管（腹腔干、肠系膜上的动静脉）被包埋。

第五，腹膜后淋巴结增大及远处转移，以肝脏多见。

（三）鉴别诊断

胰腺癌主要与囊腺瘤、胰岛细胞瘤及慢性胰腺炎相鉴别，胰管中断征象是胰腺癌的特征征象。囊腺瘤表现为大小不等的囊腔；胰岛细胞瘤为富血供肿瘤，强化明显；慢性胰腺炎一般有典型病史。

（四）特别提示

CT 是诊断胰腺癌的金标准。胰周侵犯及胰周血管包绕是胰腺癌不可切除的可靠征象。

第七节　临床常见消化系统疾病的 CT 诊断

一、原发肝内胆管细胞癌的影像学诊断进展

原发肝内胆管细胞癌（intrahepatic cholangiocarcinoma，ICC）是指起源于二级胆管及其分支上皮的腺癌（肝段胆管到赫令氏管）。多发生在肝内末梢胆管，不包括发生在左、右肝管、胆总管的胆管癌，也称为周围型胆管癌。ICC 约占肝原发恶性肿瘤的 5%～10%，其发病率仅次于肝细胞肝癌。由于致病因素的原因，整个世界范围内发病率不断增加，死亡率也在持续上升。

螺旋 CT 扫描是目前被广泛应用于肝疾病诊断的主要影像学方法，具有扫描范围广、时间短、无间隔、薄层、多期增强等特点，明显提高了诊断的准确性。ICC 的 CT 平扫多表现为边缘不规则的低密度占位性病变，一般密度比

较均匀。增强扫描动脉期可见肿瘤边缘呈轻度环状强化，门静脉期肿瘤边缘显示为低密度环，中心渐进性强化，并可见肿瘤末梢侧肝内胆管扩张征象，随着时间的延长多数肿瘤强化程度逐渐增加，于注射造影剂 10 min 后可达到显著强化程度。ICC 的强化特征是肿瘤外周大量的成活肿瘤细胞和少量纤维组织构成，其血供相对丰富，固动脉期边缘强化；而肿瘤中央存在较多纤维组织和较少肿瘤细胞，造影剂在血管与纤维间质之间扩散缓慢，再从纤维基质经血管清除也慢，因而出现延迟强化。病变附近肝叶萎缩和包膜皱缩是 ICC 一种少见，但很具特征性的影像表现。因肿块位于肝脏边缘，呈浸润性生长，内部含有大量纤维组织，对肝包膜存在牵拉作用，形成典型的"肝包膜皱缩"征象。在肝血吸虫流行区域，当患者合并血吸虫感染时，肝内常可见广泛轻度的胆管扩张。如果肿瘤侵犯到肝门部左、右肝管汇合处，则肝内胆管重度扩张。如果肿块位于肝的中央位置，常可因肿瘤的侵犯、外压引起门静脉和肝静脉狭窄或浸润性生长的肿瘤包埋动脉。仔细观察横断和 MPR 图像对于评价是否存在血管受侵具有重要意义。此外在末梢部胆管内发育的管内生长型 ICC，病变通常局限于胆管内，不侵犯周围肝实质，肿瘤可产生大量黏液进入胆管，仅表现为末梢胆管的局限性扩张。由于管内生长型 ICC 病灶多数较小，以至于目前最先进的 MSCT 扫描都无法清晰显示病灶，只能观察到局灶性或弥漫性胆管扩张，难以做出诊断。近年随着宝石能谱 CT 后处理技术的形成，肿瘤的碘聚集特性可以用于区分不同肿瘤、肿瘤与非肿瘤疾病，有效显示肝实质和病灶内碘剂的分布情况，进而通过血供差异检出及鉴别病灶。文献报道 ICC 的平衡期和动脉期的碘浓度差值呈正向差异，平衡期病灶与正常肝实质碘浓度差值也表现为正值，以上表现有利于 ICC 与肝其他恶性肿瘤的鉴别诊断。另外，直接法胆管造影包括经皮肝穿刺胆管造影和内窥镜下逆行胰胆管造影已被用作判断肿瘤沿胆管纵向浸润的重要参考标准，用于术前评估。

总之，CT 在应用 ICC 术前分期时，可确定肝内肿块的准确范围以及是否存在肝外转移，同时 CTA 技术也很好的评价了肿瘤与肝门周围血管、胆管之间的关系。随着 AI 一些影像的出现，在医师的指导下对肿瘤边界分割重建、病变体积测量等，整体提高了影像诊断水平。

二、胰腺神经内分泌肿瘤的影像学诊断

胰腺神经内分泌肿瘤（pancreatic neuroendocrine tumors，pNET）起源于神经内分泌系统多能干细胞的一类异质性肿瘤，具有多样的特征和生物学行为，并具有恶性分化潜能。

临床上 pNET 的发病率相对较低，占所有胰腺肿瘤的 $1\%\sim5\%$，根据临床症状，可分为功能性和非功能性胰腺神经内分泌肿瘤，前者包括胰岛素瘤、胰高血糖素瘤、促胃液素瘤和生长抑素瘤等，其中胰岛素瘤为最常见的功能性 pNET。大多数病灶直径小于 2 cm，典型影像表现为增强扫描动脉期或门脉期明显强化。2017 版 WHO 分类标准，根据肿瘤细胞的分化程度、核分裂象计数、Ki-67 指数评估肿瘤的增殖活性和预后，将 pNET 分为 3 个等级：低级（G1）、中级（G2）和高级（G3），后者又分为分化良好的 G3-pNET 和低分化的胰腺神经内分泌癌（pancreatic neuroendocrine carcinoma，pNEC）。简而言之，高级别的肿瘤分化程度低，增殖指数高，具有侵袭性。外科手术是可切除病灶患者的首选治疗方法，但是能否进行手术治疗与病灶的大小、分级分化等相关。由于肿瘤的异质性及病灶大小的影响，细针穿刺活检易产生假阴性，并且由于组织取材局限无法准确分级，特别是 G3 肿瘤。欧洲肿瘤内科学会（European Society of Medical Oncology，ESMO）指南指出疾病的分期和分级是影响预后的独立因素，应进行评估。术前推荐常规的形态学成像方法计算机断层成像（computed tomography，CT）评估 pNET 肿瘤病灶的位置、形态、大小、边界、密度/信号、弥散受限及强化方式、转移病灶等有明显的优势。近年来，相关学者发现某些影像学特征可用于评估 pNET 的侵袭性，预测其病理组织学分级。因此，影像学检查对诊断、预测分级、指导治疗及评估治疗效果具有重要的临床管理价值。

CT 因其高空间分辨率及较短采集时间，成为临床中常用的评估胰腺疾病的影像学检查方法。CT 检查须采用多期增强扫描，包括动脉早期、动脉晚期（胰腺期）、门脉期及延迟期。肿瘤大小与病理分级显著相关，与 Ki-67 指数呈正相关，肿瘤越大，其分级越高。

相关研究发现，G_3 肿瘤大小大于 G_1 和 G_2 肿瘤（P=0.029），ROC 曲线分

析得出的肿瘤大小的临界值为 3cm，敏感性、特异性、阳性预测值（positive predictive value，PPV）、阴性预测值（negative predictive value，NPV）和诊断准确率分别为 83%、67%、31%、96% 和 69%。

pNET 依其内部成分的不同、囊实性比例的差异，表现多样，但以实性多见，囊实性或完全囊变的发生率约为 10%～20%，多见于无功能、较大的肿瘤。有研究发现，体积较小、早期的 pNET 密度通常均匀，而较大的、晚期的 pNET 容易发生囊变、钙化或纤维化。

对于囊性 pNET，主要与胰腺浆液性囊腺瘤（serous cystadenoma of the pancreas，SCP）鉴别，其中钙化对两者的鉴别诊断有一定提示意义。尽管这两类疾病均可发生钙化，但钙化的位置存在区别：良性 pNET 的钙化位置多见于囊壁，其钙化多呈点状或簇状；而 SCP 钙化一般位于中央瘢痕处，呈星芒状向周围放射分布。

正常胰腺实质在门脉期强化达到峰值，之后维持较高强化。pNET 以低级别的 G1 多见，其强化峰值出现在动脉期，强化程度明显高于胰腺实质，门脉期及延迟扫描强化程度减低，边界较清晰，对于此类病灶 CT 影像易于诊断。早期动脉强化值识别 G1-pNET 的灵敏度，特异性和曲线下面积（area under the cure，AUC）分别为 73.3%、62.5% 和 0.754；在动脉晚期，G_1、G_2 和 G_3 肿瘤强化存在差异，而 G_1 和 G_2 肿瘤之间没有显著性差异；以早期动脉强化值区分 G_3 与 G_1、G_2 肿瘤的灵敏度，特异性及 AUC 分别为 85.7%、71.1% 和 0.826。另有研究采用 WHO 分类标准（pNET 分为两个级别：G_1 和 G_2），pNET 肿瘤在增强扫描动脉晚期（胰腺期）不规则强化、出现囊性变/坏死及血管受累是 G_2 肿瘤的重要预测因素，可以帮助区分 G_1 和 G_2 肿瘤。

随着双能 CT（dual-energy CT，DECT）的发展，其对肿瘤的评估价值成为研究热点。CT 能谱/光谱成像是一种具有多参数定量分析功能的新一代 CT 成像模式，X 线在物质中的衰减系数转变为相应的图像，使 CT 由原来依靠 CT 值的单参数成像变为多参数成像，由原来的混合能量成像变为单能量的谱成像，从而有利于区别特定的组织。

能谱/光谱 CT 的应用范围广阔，较常规 CT 扫描能提高图像识别，提供更多的信息。据报道，双能 CT 的单 keV 图像结合碘图，通过在肿瘤和实质之间提供更好的对比度，并可进行定量分析，诊断胰岛素瘤敏感性高达 95.7%，相较传统 CT 提高了 68.8%（$P=0.029$）。

富血供的病变由于碘密度高，在低能量图像上，与周围组织对比好而更加突出。相关研究发现宝石 CT 能谱成像对于检出富血供小病灶及肿瘤特征的分析具有明显优势，对于小胰岛素瘤检出优于常规 CT 检查。

三、脂肪肝影像学诊断

脂肪肝是指甘油三酯在肝细胞内的过度沉积，是世界范围内最常见的一种慢性肝病，中东地区和南美洲患病率最高，我国上海、北京等地区的流行病学调查结果显示成人脂肪肝的患病率高达 31%。该病可分为单纯性脂肪肝、脂肪性肝炎、脂肪性肝硬化 3 种类型。单纯的脂肪肝不会损伤肝脏，早期干预可逆转。但有 20%~30% 的非酒精性脂肪肝会发展成脂肪性肝炎，其中 50% 演变成肝纤维化，10%~20% 进展成肝硬化，5.4% 发生肝功能衰竭，甚至发生肝癌。早期诊断脂肪肝并准确量化肝脂肪含量，对指导临床治疗和评价疗效、判断预后有重要意义。

肝穿刺活检是诊断脂肪肝的"金标准"，但作为有创检查，存在出血、穿孔和感染的风险，患者不易接受，短期内不能重复，对不均匀性脂肪肝还存在取样误差等局限性。血脂检查可体现血液内甘油三酯、胆固醇等的浓度，但其受饮食和药物的影响大，与脂肪肝程度相关性差。CT 影像学检查是诊断脂肪肝的常用方法，近年来随着影像学技术的进步，对脂肪肝的诊断逐渐由定性向定量发展。

正常人肝脏的 CT 值高于脾脏，脂肪肝患者肝脏的 CT 值减低，脂肪含量越高 CT 值越低。故常用对比肝、脾 CT 值的方法来诊断脂肪肝，并对脂肪肝进行半定量测定。实际工作中通常以肝脾 CT 值比值≤1 为诊断脂肪肝的标准，将脂肪肝分为轻、中、重度三级，肝脾 CT 值比值 0.7~1 为轻度，0.5~0.7 为中度，≤0.5 为重度。Pamilo 等报道轻、中、重度脂肪肝的平均 CT 值分别为 52HU（39~60HU）、27HU（4~46HU）、10HU（-6~19HU）。说明在脂肪肝的定量测定上，CT 比超声更具优势，但 CT 值易受管电压、管电流等技术参数的影响而导致测量数值不准；此外近年新出现的双源 CT 虽因具有双能量扫描模式而使得脂肪变性的肝组织更容易检出，但目前没有研究能支持双源 CT 可以对肝实质脂肪浸润程度进行准确分级，而肝内存在铁沉积时也会对双能 CT 的脂肪探测产生不利影响。综上所述，CT 对脂肪肝的定性和半定量检测已经得到广泛接受，但对脂肪肝的定量检测仍缺乏敏感性和特异性，需进一步研究；且 CT 检查存在放射性，使其不适宜作为脂肪肝筛查及重复多次检查的方法。

四、结直肠癌影像学诊断

结直肠癌是起源于结直肠黏膜上皮的恶性肿瘤，是临床最常见的恶性肿瘤之一。研究数据显示，世界范围内每年新发结直肠癌病例约为 140 万，因结直肠癌死亡的人数为 70 万；结直肠癌是美国癌症致死的第二大病因，发病率高达6%；结直肠癌患者的预后取决于分期，整体的 5 年生存率为 40%～60%。

结直肠癌发病率较高，随着人们生活环境等因素的改变，结直肠癌的发病呈年轻化趋势。在我国结直肠癌为临床常见的恶性肿瘤，发病率和病死率分别居恶性肿瘤的第四位和第五位。

结直肠癌的临床治疗方案较多，主要包括手术治疗、放疗、化疗等。临床上诊断方法主要有直肠指诊、内镜检查、活检、影像学检查、血清学肿瘤标志物检查等。术前对结直肠癌的准确定位与分期诊断至关重要，与治疗效果和预后情况密切相关。影像学技术在结直肠癌的诊断中具有明显的优势及应用价值。随着影像学诊断技术的不断发展，结直肠癌的死亡率有所降低，通过影像学技术能够对病情进行术前评估，有助于指导治疗和评价预后，优化病程管理。CT 虚拟结肠镜在明确结直肠癌病灶特征方面具有重要价值。现就结直肠癌影像学诊断的研究进展进行综述，为临床结直肠癌诊断提供参考。

CT 虚拟结肠镜又称 CT 结肠成像技术，主要原理是通过 CT 薄层扫描图像，分割并重建受检查者的结肠三维结构，便于医师通过观察结肠腔内的结构发现可疑病灶。CT 虚拟结肠镜能够在重建的结肠腔内的任意位置和视角进行查看，检查时间短，受检查者的耐受性较高，但操作前同样需要进行充分的肠道准备，并存在 X 线辐射的风险。2008 年，美国多家胃肠病协会与放射学会共同推荐将 CT 虚拟结肠镜作为结直肠癌筛查的重要手段之一。2016 年，美国癌症学会建议 50 岁以上的人群每年进行一次 CT 虚拟结肠镜检查。有研究表明，CT 虚拟结肠镜的适应证包括光学结肠镜检查失败或不完整的病例，有腹痛、腹泻、便秘、胃肠出血、肠梗阻等症状的患者，同样适用于腹腔镜手术前对病灶的定位以及结直肠癌患者的复查和监测。急腹症、炎性肠病、内镜切除术后等为 CT 虚拟结肠镜的禁忌证。

CT 虚拟结肠镜可联合传统光学结肠镜进行结直肠癌的筛查。在此过程中，对病灶的准确诊断是进行结直肠癌筛查的基础。国外的相关临床试验结果表明，与传统光学结肠镜相比，CT 虚拟结肠镜的检测被认为是最佳的、可用于结直肠癌诊断的影像学检查手段。一项关于 CT 虚拟结肠镜在结直肠癌筛查中的系统综述和 Meta 分析表明，CT 虚拟结肠镜在结直肠腺瘤检测中的灵敏度为 67%～97%，特异度为 96%～98%。因此，在直径 6mm 以上的结直肠腺瘤的检测方面，CT 虚拟结肠镜与传统光学结肠镜具有类似的诊断效能。另外，与传统光学结肠镜相比，CT 虚拟结肠镜更易被患者接受，能使结直肠癌筛查对象的参与率明显增加 55%左右。研究发现，在结直肠癌筛查中，将 CT 虚拟结肠镜与传统光学结肠镜结合能够获取更高的筛查效能。

虚拟结肠镜作为一种新的结肠病灶筛查手段，对于直径≥5mm 的病灶，较光学结肠镜有更大的优势，患者接受度较高，但对于较小的病灶难以检出。由于传统光学结肠镜具有侵入性，能做到定期检查的人较少。一项统计数据显示，50 岁以上的无结直肠癌症状的目标人群中，80%未通过传统光学结肠镜进行过结肠检查。而此类人群产生直径 6mm 以上肠息肉的发生率高于 10%，在进行光学结肠镜检查时往往由于检查时间较长，且存在穿孔、出血等不良事件发生风险，接受性较差。与传统光学结肠镜相比，CT 虚拟结肠镜技术具有安全性较高、侵入性小的优势，无麻醉风险、检查时间短，两者联合筛查结直肠癌能够充分发挥两者的优势，提高筛查效率。

CT 对不同组织的分辨是基于相邻组织密度的差异，由于结直肠壁各层密度差异较小，常规 CT 技术较难分辨，在原发肿瘤Ⅰ期、Ⅱ期结直肠癌的判断中效果较差，而且肿瘤和机体高水平的炎症影响 CT 对结直肠癌原发肿瘤分期判断的准确性。特殊成像技术能够在一定程度上解决 CT 对结直肠癌分期判断准确率较低的问题。多层螺旋 CT 具有薄层扫描、速度快、分辨率高的优势，扫描后可通过多平面重建、透明显示等技术进行后期处理，清楚地显示结直肠的病灶情况、淋巴结转移等情况，提高了结直肠癌术前分期判断的准确率。在原发肿瘤分期的判断中，有研究报道，CT 对于结直肠癌原发肿瘤分期诊断的总准确度为 78%，对原发肿瘤 I～III 期判断的准确度均高于 78%，对原发肿瘤 I～III 期判断的灵敏度和特异度分别为 77.4%、66.7%。

有研究发现，CT 在结直肠癌淋巴结转移分期判断中的准确度为 59%～71%。Mariani 等报道多层螺旋 CT 对淋巴结转移分期判断的准确度约为 68%。可见，CT 在结直肠癌淋巴结转移分期判断中的准确率低于超声内镜。分析原因可能是 CT 对直径较小的淋巴结转移容易漏诊，而对于由炎症所致的淋巴结增大容易误诊。随着正电子发射计算机断层显像、多层螺旋 CT 等特殊成像技术的应用，CT 在结直肠癌术前分期诊断中的价值有所提升。

第三章　肝脏疾病的 MRI 诊断

第一节　肝脏肿块 MRI 诊断

因可疑的或已知的肝脏肿块而接受 MRI 检查和诊断的患者逐年增多。在 MRI 检查中，可以观察到一些特定类型的肝脏肿块，并以此对其分类。MRI 检查的主要目的是评估肝脏异常改变的数量和大小；异常改变的部位与肝血管的关系；病变的性质，即鉴别良恶性；病变的起源，如原发或继发。人们还不知道良性肝脏肿块的确切患病率，可能超过 20%。有研究显示，在那些已确诊恶性肿瘤的患者中，CT 显示小于 15 mm 的肝脏病灶中超过 80% 是良性的。随着多排螺旋 CT 和薄层准直器的应用，更多的肝脏病灶将被发现。为了了解病灶的特征，需要使用其他的成像方法进行印证，如磁共振成像。

良性病变与转移瘤和原发恶性病变的鉴别诊断非常重要。一些恶性肿瘤，如乳腺、胰腺及结直肠恶性肿瘤易转移到肝脏。结直肠癌常转移到肝脏，死者中超过 50% 可能有肝脏转移。另外，在结直肠癌肝转移的患者中，仅 10%～25% 适合进行外科手术切除。孤立结直肠癌肝转移切除术的 5 年生存率高达 38%，不做任何治疗 5 年生存率不到 1%；剩余 75%～90% 的结直肠癌肝转移者不适合做外科手术。令人欣慰的是，一些新的放化疗手段已经比较成熟。人群中肝硬化性肝癌的发病率为 1%～2%，积极治疗可使 5 年生存率高达 75%，未经治疗者 5 年生存率不足 5%。

本节将描述在目前 MRI 技术和扫描序列条件下肝脏肿块的特点。肝脏肿块被分为非实性肝脏肿块与实性肝脏肿块两类。非实性病灶包括囊肿、胆管错构瘤和血管瘤；实性病灶包括肝转移癌和肝原发病变，如局灶性结节增生、肝细胞腺瘤和肝细胞肝癌。

一、非实性肝脏肿块 MRI 诊断

（一）肝囊肿

1.临床表现与病理特征

肝囊肿（hepatic cyst）是常见的疾病，分为单房（95%）和多房两类。肝囊肿的发病机制尚不清楚，有先天性和后天性假说。病理上肝囊肿内壁衬以单层立方柱状上皮，被覆上皮依附于潜在的纤维间质。

2. MRI 表现

磁共振成像时，囊肿在 T_1WI 上呈低信号，在 T_2WI 上呈高信号，并且在长回波时间（大于 120 毫秒）的 T_2WI 仍保持高信号强度。在进行钆对比剂增强扫描时，囊肿不强化。延迟增强扫描（超过 5 分钟）有助于鉴别诊断囊肿与乏血供逐渐增强的转移瘤（图 3-1）。

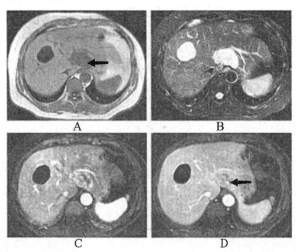

图 3-1　典型肝囊肿

注：A.轴面 T_1WI，肝右叶圆形低信号，边缘锐利，第二个病灶（箭头所示）在肝左叶外侧段主动脉前方，为稍低信号的转移瘤；B.轴面脂肪抑制 FSE T_2WI，囊肿呈高信号且边缘锐利，左叶转移瘤为稍高信号；C. T_1WI 薄层（4 mm）动态增强扫描动脉期，肝囊肿未见强化，边缘锐利，左叶转移瘤呈现厚薄不均的环状强化；D.延迟期显示肝囊肿仍无强化，转移瘤呈现不均匀强化（箭头所示），容易鉴别。

钆对比剂增强 MRI 诊断囊肿优于 CT 图像，囊肿几乎没有 MR 信号，而囊肿在增强 CT 图像上呈低密度。单脉冲屏气 T_2WI（如单次激发 FES 序列）显示囊肿非常有效。在病灶比较小，且已知患者患有原发恶性肿瘤时，肝脏 MRI 检查价值更大，可鉴别囊肿、转移瘤与原发肿瘤。出血性囊肿或含蛋白质的囊肿可能在 T_1WI 中呈高信号，在 T_2WI 中呈低信号，但增强扫描的表现与单纯囊肿相同，否则应被视为复杂囊肿或囊性恶性肿瘤。

3.鉴别诊断

（1）MRI 有较高的软组织分辨率和独特的成像技术，容易鉴别囊肿、转移瘤与原发肿瘤。有些囊性病变（如出血性囊肿或含蛋白质的囊肿）可能在 T_1WI 中呈高信号，在 T_2WI 中呈低信号，但增强扫描的表现与单纯囊肿相同，鉴别诊断不难。

（2）当囊肿的 T_2WI 信号和增强扫描信号不典型时，应考虑复杂囊肿或囊性恶性肿瘤的可能；囊壁无强化是单纯囊肿的特点。

（二）胆管错构瘤

1.临床表现与病理特征

胆管错构瘤是良性胆管畸形，被认为是肝脏纤维息肉类疾病的一种，由导管板畸形引起，这是胆管错构瘤共同的本质，出现在大约 3% 的人群中。胆管错构瘤由嵌入的纤维间质和胆管组成，包含少量血管通道。胆管狭窄与扩张并存，呈不规则分叉状。一些管腔内含有浓缩胆汁。肿瘤可能是单发，也可能是多发。肿瘤多发时呈弥漫分布。

2. MRI 表现

在 MRI 和 MRCP 中，胆管错构瘤单个病灶较小，直径通常小于 1 cm，容易辨认。由于含有较多的液性成分，这些病灶在 T_1WI 中呈低信号，在 T_2WI 中呈高信号，边界清楚。在重 T_2WI 中，病灶信号可进一步增高，接近脑脊液信号。在 MRCP 中，病灶呈现肝区多发高信号小囊病变，散在分布，与引流胆汁的胆管树无交通，较大的肝内胆管和肝外胆管无发育异常。在钆增强扫描的早期扫描及延迟期几乎不强化。这些表现与单纯囊肿相似，但胆管错构瘤在钆增强早期及延迟期扫描中出现薄壁（图3-2）。胆管错构瘤的环形薄壁强化与组织病理学上病灶边缘受压的肝实质有关。相反，转移瘤边缘的环形增强在组织病理学上反映了肿块最外层血管形成的部分。

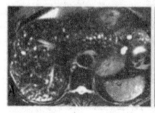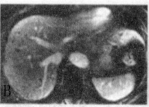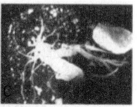

图3-2　胆管错构瘤

注：A.脂肪抑制T₂WI显示肝区多发高信号囊灶，肝右叶病灶更明显，一些病灶呈粗细不匀的管状，肝左叶直径5 cm的大囊性病变为单纯肝囊肿；B.钆对比剂增强扫描延迟期，部分病灶周边出现稍高信号的薄壁强化；C. MRCP显示病灶弥漫分布于肝实质内和肝叶边缘，外形呈圆形、卵圆形或不规则管形，胆囊已被切除，胆囊管残留，肝总管直径为14 mm。

3.鉴别诊断

（1）单纯肝囊肿：鉴别的要点是胆道错构瘤在钆增强早期扫描及延迟期扫描中可出现薄壁。

（2）肝脓肿和肝转移癌：有时不易鉴别。应结合临床病史分析，或追随病灶的大小变化。

（3）肝胆管囊腺瘤：囊壁上常可见结节，病灶较大；囊内出血时，T_1WI可见明显高于纯黏液或胆汁成分的高信号；T_2WI瘤内分隔呈低信号。

二、实性肝脏肿块 MRI 诊断

（一）肝转移癌

肝转移癌是较常见的肝脏恶性肿瘤，表现为孤立或多发的结节状病灶，较少出现相互融合。病变可伴有中央坏死和液化。乳腺癌、胰腺癌、结直肠恶性肿瘤喜好转移至肝脏。MRI检查可以检出病变，并显示灶性病变的特征。

以结直肠转移瘤为例介绍如下。

1.临床表现与病理特征

结直肠癌与其他类型的癌症不同，出现远处转移不影响根治疗法。结直肠癌肝转移患者中：10%～25%有机会做外科切除手术；剩余 75%～90%的患者不适合进行手术切除，可进行放疗、化疗和射频消融等微创治疗。大约25%的结直肠癌肝转移患者没有其他部位的远处转移。MRI 序列组合、相控阵线圈、组织特异性对比剂等的应用使其诊断能力远超 CT。

2.MRI 表现

大部分结直肠癌转移瘤的 MRI 表现具有典型征象（图 3-3）。

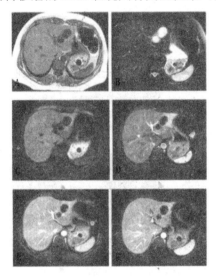

图 3-3　结直肠癌肝转移

注：A.轴面屏气快速扰相梯度回波序列显示，肝左叶转移瘤呈低信号，边界清楚；B.轴面脂肪抑制 FSE T_2WI 显示外带中度高信号、中央液性高信号的靶环样结构；C.轴面 T_1WI 平扫，转移瘤呈低信号；D.动态增强扫描动脉期，转移瘤显示连续的不规则环形强化，这种强化模式提示转移瘤病灶外带或外围生长带血供丰富；E、F.延迟扫描显示对比剂缓慢向病灶内填充，这种强化模式提示病灶中央血供少，对比剂需要更多的时间才能填充。

结直肠癌和胰腺导管癌的转移瘤在病灶周围和节段性强化方面有所不同。典型结肠癌的周边强化是环周的，具有不确定性，而胰腺导管癌常是边界清楚的楔形强化。显微镜下观察发现，肝脏转移瘤的周围组织成分变化多样，由受压的肝实质、结缔组织增生、炎性浸润等构成。

病变在 T_1WI 中呈低信号，肿瘤内部解剖不易观察。在压脂 T_2WI 中，转移瘤呈中等高信号强度（通常与脾比较）。在 T_2WI 中，中等大小到巨大结直肠癌转移瘤的内部解剖结构呈环形靶征，具体表现：病灶中央因为凝固、坏死，信号最高；病灶外带因为成纤维反应，表现为较低的信号，成纤维反应促进了肿瘤细胞带生长，而且形成肿瘤基质；病灶最外层为稍高信号，是较多血管和较少结缔组织组成的致密肿瘤组织。最外层厚仅几毫米，为转移瘤的生长边缘。病灶周围可有受压的肝组织及水肿。在钆对比剂动态增强扫描中，大部分结直肠癌转移瘤在动脉期呈不规则的连续环形强化。这种环形强化显示肿瘤的生长边缘，与血管瘤不连续的结节状强化不同。在门静脉期及延迟期扫描，转移瘤常显示外带的流出效应和中央的逐渐强化。较大病灶可出现菜花样强化。小的转移瘤中央多缺乏凝固性坏死和液性信号。

3.鉴别诊断

少数血供丰富的转移瘤存在瘤内坏死时，T_2WI 可呈明显的高信号，与肝血管瘤 T_2WI 表现相似。增强扫描尤其是动态加上延迟扫描有助于鉴别肝转移癌、肝血管瘤和肝癌。临床有无炎症反应，甲胎蛋白是否升高，以及短期追随病变变化有助于鉴别肝脓肿和肝癌。

与肉芽肿性疾病相鉴别时，应仔细询问病史，也可进行抗感染后短期随诊，观察其影像表现的变化。利用重 T_2WI，可鉴别小的转移瘤与肝内小囊性病灶。

（二）肝结节

肝实质的多种病变可导致肝炎、肝纤维化，甚至肝硬化。硬化的肝脏包含肝再生结节（HRN），也可包含发育不良结节和原发性肝癌。

1.临床表现与病理特征

除 hFNH 发生于肝脏损害之前外，肝脏结节多发生于肝脏损害之后。肝脏损害可能由以下几个因素造成：地方病，在非洲和亚洲，黄曲霉菌产生的黄曲霉毒素是肝癌的重要病因；代谢性或遗传性疾病，如血色素病、肝豆状核变性、α_1-抗胰蛋白酶缺乏；饮食、肥胖、糖尿病（Ⅱ型）、乙醇中毒肝脏的脂肪浸润（脂肪变性）、脂肪性肝炎和肝硬化；病毒，如乙肝病毒和丙肝病毒引起的病毒性肝炎。

2.MRI 表现

（1）肝再生结节：HRN 是在肝硬化基础上肝组织局灶性增生而形成的肝实质小岛。大部分结节直径为 0.3～1.0 cm。在 MRI 上，HRN 在 T_1WI 和 T_2WI 中多呈等信号或高信号；有些结节在 T_1WI 中呈稍高信号，在 T_2WI 中呈低信号。T_2WI 低信号可能与含铁血黄素沉着，或周围的纤维间隔有关。含铁血黄素能有效缩短 T_2，降低 T_2 信号，使 HRN 呈低信号；纤维间隔则由于炎性反应或血管扩张，含水量增加而形成小环形或网状高信号，而使 HRN 呈相对低信号。在进行钆对比剂动态增强扫描时，动脉期肝再生结节不强化（图 3-4）。

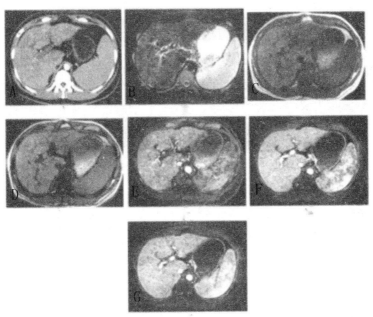

图 3-4　肝再生结节

注：A.CT 增强扫描动脉期见肝实质多发结节影；B.轴面 T_2WI，多发肝硬化结节呈低信号，大部分结节周围环绕高信号分隔；C、D.梯度回波序列同反相位图像显示肝内多发高信号结节，肝脏外形不规则，第Ⅲ和Ⅳ肝段萎缩导致肝裂增宽，脾脏增大提示门静脉高压；E、F.轴面二维梯度回波序列动态增强扫描 T_1WI，动脉期显示结节未强化；G.延迟扫描显示典型肝硬化改变，分隔强化。

有些 HRN 因含有铁离子，在 T_1WI 和 T_2WI 中呈低信号。这些含铁结节

在 T_2 序列上呈现磁敏感效应，发生肝细胞癌的危险性较不含铁结节高。

（2）发育不良结节（DN）：DN 是一种较 HRN 大的结节，直径常大于 1.0 cm，无真正的包膜，被认为是一种癌前病变，可见于 15%～25%的肝硬化患者中。在组织学上，低度 DN 含有肝细胞，无细胞异型性或细胞结节，但大量细胞发育不良，轻度异常。而高度 DN 有局灶或广泛结构异常，有细胞异型性。

DN 在 T_1WI 中呈高信号或等信号，在 T_2WI 中呈等信号或低信号，这两种信号结合被认为是 DN 的特征性表现（图 3-5）。DN 的 MRI 信号特征与小的肝细胞癌（小于 2.0 cm）部分重叠或相似。两者均可表现为 T_1WI 高信号、T_2WI 低信号。在 T_2WI 中呈稍高信号为肝细胞癌的特征性表现。DN 与肝细胞癌的区别在于其在 T_2WI 中几乎不呈高信号，也无真正的包膜。

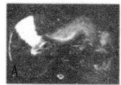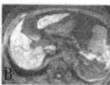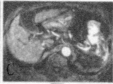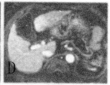

图 3-5　发育不良结节

注：A. 脂肪抑制 FSE T_2WI，肝右叶见多发低信号结节，患者有肝硬化背景和脾切除病史；B. LAVA 蒙片为高信号和等信号；C、D. 钆增强 LAVA 扫描动脉期和延迟期结节均为等信号。

DN 中含有肝细胞癌结节灶时，其倍增时间少于 3 个月。当癌灶仅在显微镜下可见时，在活体或离体组织标本上，MRI 常难以显示。当癌灶增大时，MRI 出现典型的"结中结"征象，即在 T_2WI 低信号结节中出现灶性高信号。有时在慢性门脉纤维化时亦可出现假性"结中结"征。因此，一旦发现"结中结"征象，即使血液检查或细胞学穿刺检查呈阴性，也应及时治疗或追踪观察。

此外，肝再生结节和良性退变结节中含有肝巨噬细胞，能吞噬超顺磁性氧化铁（SPIO）。SPIO 缩短 T_2，使结节在 T_2WI 中呈低信号。而肝细胞癌无肝巨噬细胞，或其吞噬功能降低，在 T_2WI 中呈高信号。由此，肝再生结节和良性退变结节可与肝细胞癌相鉴别。

根据病灶体积和细胞密度逐渐增大的情况，可对肝细胞癌进行分级：依序是肝再生结节、发育不良结节、小肝癌和大肝癌。根据这种途径，HRN 中局部肝细胞突变、增多，形成小灶状小肝癌，再生长为大肝癌。肿瘤血管生成对原发性肝细胞癌的生长很重要，也有利于早期影像检出。

3.鉴别诊断

肝再生结节在 MRI 上能较好地与肝细胞癌相鉴别，但较难与 DN 相鉴别。在 T_2WI 中，DN 不呈高信号，而肝细胞癌可呈高信号，以此区别二者不难。此外，良性 DN 在 SPIO 增强的 T_2WI 中呈低信号。大部分高级别 DN 和分化较好的小肝癌，在 T_1WI 中可呈高信号。

第二节 临床常见肝脏疾病的 MRI 诊断

一、原发肝内胆管细胞癌的影像学

肝内胆管细胞癌（Intrahepatic cholangiocarcinoma，ICC）是指起源于二级胆管及其以上的末梢肝内小胆管的原发性恶性肿瘤，是原发性肝癌的一种，发病率约占原发性肝癌的 5%～10%。该病起病隐匿，恶性程度高，临床特征不明确，具有较高的死亡率，且近年来发病率呈逐年上升趋势。目前原发性肝细胞性肝癌的病因及临床研究较为深入，但肝内胆管细胞癌的研究报道较少。肝内胆管细胞癌在病因、临床表现及预后等方面和原发性肝细胞癌、肝门胆管癌均有较大的差异，值得专门的深入研究。本研究分别分析生化学指标（总胆红素、转氨酶、ALP、GGT）、凝血指标（PT、APTT、INR）、肿瘤学标记物（CA19-9、CEA、AFP）在肝内胆管细胞癌和肝细胞性肝癌（Hepatic cholangio carcinoma，HCC）中的区别，总结肝内胆管细胞癌患者与肝细胞性肝癌患者的影像学特点及差别，进一步明确肝内胆管细胞癌的临床特征，以便对其早期诊断并进行及时治疗干预。治疗 ICC 最有效的治疗方法是根治性切除术，但由于该病起病隐匿，无明显的临床特征，导致大多数患者就诊时已处于病情的晚期阶段，常伴淋巴结转移，血管侵犯等情况，不但增加了手术的困难，更减少了根治性切除的可能性。随着影像技术的飞速发展，使 ICC 早期准确诊断、判断术前有无转移、手术能否完全切除边缘癌细胞成为可能，本部分就 MRI 影像诊断的进展作一综述。

ICC 在 T_1WI 呈低信号，T_2WI 为高信号，其内条、片状、星芒状低信号区具有一定特征性，多期增强扫描后病灶周边条带状强化，动脉期病灶内网格状、索条状或羽毛状强化，而延迟后渐进性、向心性强化更是 ICC 的特征性表现。肿块中央或周围肝实质常发现不同程度的胆管扩张，T_2WI 显示更清楚。T_2WI 在检出肝内小卫星灶方面优于增强 CT。由于 MRI 组织分辨率高，除轴位外还可以进行冠矢状位成像、磁共振血管成像及三维重建技术，在显示肿瘤大小和边界、胆管树受累、胆管扩张程度、门静脉侵犯和淋巴结转移等方面较传统影像学检查更具优势。钆增强 MRI 检查，对于肿瘤强化方式结合病灶包膜、分隔以及 T_2 高信号灶的评估，能够很好地区分较大的 HCC 和 ICC。MRCP 重建技术观察胆管的全貌较好，但难以显示胆管内的细微结构改变，需要结合常规 MRI 扫描技术。MRCP 结合 MRI 多序列成像及动态增强诊断 ICC 优于 CT 增强扫描，具有良好的性价比以及很好的应用价值。有研究报道 DWI（扩散加权成像）有助于肝局灶性病变的检出，DWI 图像及其 ADC（表现扩散系数）值在肝脏常见病变的早期诊断和鉴别诊断方面均有较高的敏感性。胆管癌组的 ADC 值明显低于肝良性病变组，与肝恶性病变比较无明显差异。

由于 CT 和 MRI 在 ICC 诊断中均具有较高的符合率，两者影像学表现又各具特点，联合诊断符合率会显著提高。因此，对 ICC 早期实施联合诊断，能够进一步提高准确率，是促进患者提高治疗效果的重要措施。

二、非酒精性脂肪肝的影像诊断

非酒精性脂肪肝主要是指在既没有酒精诱导的肝实质细胞脂肪变性又没有其他特定因素引起的脂肪变性的情况下，由于肝实质细胞内脂肪贮积为特征的病理综合征。在肝脏脂肪变性的研究中，影像成像技术提供了重要帮助，它不仅可以对脂肪肝进行定性研究，而且可以定量脂肪变性、纤维化程度。本部分主要介绍磁共振成像（MRI）诊断。

化学位移是评估脂肪肝较为准确的技术，其中最简单的方法是两点Dixon成像，它通过在肝细胞内无脂肪颗粒存在时，同反相位图像中肝脏信号无很大差别，但在肝脏存在甘油三酯沉积时，反相位图像中会存在信号丢失的原理，诊断肝脂肪变性。这种方法可以用来检测各个等级的脂肪变性，所以MRI在鉴别轻度脂肪变性方面要优于CT和超声。但是当肝脏脂肪含量出现微小的改变时，该方法就无法准确地检测出，这对于在治疗非酒精性脂肪肝的过程中判定治疗效果的有效性有很大限制。

非对称三点Dixon序列是根据化学位移来准确定量脂肪肝的新技术，它可以测定质子密度脂肪分数（PDFF）来代表组织内的脂肪浓度。PDFF被认为是诊断肝脂肪变性的MR生物标记，它可以准确、特异地显示肝细胞内的甘油三酯浓度。获得的PDFF数据与传统的肝活检相比，可以减少因采样误差而导致的错误，而且PDFF得到的图像是更为形象的彩色图，因此，这种方法可以得到更高精度的脂肪肝测量，与社区获得性肺炎不同，PDFF在区分不同程度的肝脂肪变性方面有更明显的优势。当前已提出了各分级脂肪变性等级的PDFF阈值，一般把6.4%的脂肪分数阈值作为诊断脂肪变性的标准。此外，该方法对于检测任何程度的脂肪变性，均有很高的敏感性和特异性，这种高特异性使PDFF对脂肪变性的诊断不易被其他生理因素干扰。

磁共振波谱（MRS）是通过采集目标区域发出的信号，经傅立叶转换得到一系列谱线来代表不同代谢物质，它可以测量水峰和脂肪峰下的面积反应脂肪的变性程度。相比于CAP，MRS诊断脂肪变性的准确性更高。发现MRS对肝脏脂肪变性的定量测定与肝病理活检的检测结果有很高的一致性，这表明有望用MRS技术来代替肝活检定量诊断非酒精性脂肪肝。然而，与普通MRI方法不同的是，MRS的扫描范围不能囊括整个肝脏，只能对肝脏的某一区域进行分析，因此可能会出现采样错误。同时该方法对于数据的采集和分析都需要专门的软件，这很大程度上限制了其使用。尽管MRS存在这些局限性，但仍被认为是肝脂肪定量的MR金标准。

磁共振弹性成像（MRE）可以通过测量弹性值评估肝纤维化。MRE对于诊断晚期肝纤维化的准确性、敏感性、特异性都很高。与 CAP 不同的是，MRE 不易受到肥胖、腹水等因素的影响，且检测结果稳定。但是由于它检查价费用昂贵、检测时间长等缺点，限制了临床的使用。

三、布-加综合征影像诊断进展

布-加综合征（Budd-Chiari syndrome，BCS）是由肝静脉（hepatic vein，HV）和（或）其开口以上段下腔静脉（inferior vena cava，IVC）阻塞性病变引起的常伴有下腔静脉综合征为特点的一种肝后性门静脉高压征。BCS 阻塞部位可发生在自肝小静脉到肝后段 IVC 到右心房入口处的任何部位，对于 BCS 的诊断应该同时排除由心脏疾病引起的肝静脉流出道阻塞及肝窦阻塞综合征。BCS 是一种慢性疾病，且会随着时间进行性加重，早期腹水、腹痛和肝肿大被认为是其早期典型三联征，至晚期便会出现瘀血性肝硬化、肝功能衰竭、顽固性腹水、食管胃底静脉曲张破裂出血等严重并发症。如果能够早期诊断并及时解除狭窄、恢复正常的解剖结构或血流动力可明显改善该病预后。对于晚期 BCS 患者，只要明确诊断，通过有效的分流术等治疗手段，可减低门脉压力，减轻肝脏淤血，改善临床症状，且提高患者的生存时间及生存率。这就凸显了对于早期诊断 BCS 及准确诊断 BCS 的重要性。本部分就磁共振（magnetic resonance imaging，MRI）影像学检查方法在 BCS 诊断中的应用进行阐述。

MRI 具有无创、无电离辐射且部分成像序列可在无对比剂注射情况下对血管进行三维成像的特点。随着 3.0T 甚至更高场强磁共振设备的逐渐普及，多种新的扫描序列被开发应用于临床以及各家医疗设备厂商争相推出功能更为强大的后处理工作站，磁共振将在诊断 BCS 中具有更多优势。MRI 腹部血管成像可分为非增强血管成像和增强血管成像两大类。前者可分为亮血技术和黑血技术两种，其中亮血成像技术因血管显示清晰、可信度较高而被临床广泛采用。亮血技术主要有时间飞跃梯度回（time of flight gradient recalled echo，TOF-GRE）、相位对比（PC）法、扰相梯度回波（spoiled gradient recalled，SPGR）、稳态自由进动（steady state free precession sequences，SSFP）等成像序列，但是腹部非增强 MR 血管成像较增强 MR 血管成像时间长、图像质量较差、容易造成局限狭窄扩张假象、易受腹部动脉搏动的影响。腹部增强 MR 血管成像目前主要包括 3D-CE-MRA（three-dimensional contrast-enhanced magnetic resonance angiography）和肝脏容积加速采集（liver acquisition with volume acceleration，LAVA）技术。3D-CE-MRA 技术仅需要一次注射较少剂量含钆对比剂，短时间的屏气即可完成 PV、IVC 及 HV 的扫描，还能进而利用 MIP、CPR、VR 技术进行图像重建分析，立体直观地显示侧支循环情况，HV、IVC 的通畅性，有无门静脉高压和肝实质情况，用以确定病变部位、范围和程度，利于治疗、判断预后及随访观察。LAVA 技术是最近发展起来的多期动态增强新技术，其扫描层厚更薄、脂肪抑制更均匀且扫描速度、分辨率、覆盖范围各增加约 25%，因此可广泛应用于 BCS 患者肝脏实质性继发改变的诊断，有学者利用 LAVA 序列得到的图像进行后处理重建发现：LAVA 技术同样能清楚显示 BCS 患者 HV 和 IVC 的病变，对原发性 BCS 患者的血管病变部位、分型、侧支循环的显示具有较高价值，而且 LAVA 技术对肝内早期小病灶的检出率较 CT 及超声检查更高。蒲洪波等利用 GE 1.5T HDx MR 仪平衡式稳态自由进动序列（fast imaging employing steady state acquisition，FIESTA）联合 LAVA 动态增强技术及快速扰相梯度回波序列 T_1WI，FSE T_2WI 发现 MRI 检测 BCS 下腔静脉病变的灵敏度为 97.61%，特异度为 55.56%，阳性预测值为 91.11%，阴性预测值为 83.33%，准确度为 90.20%。王海涛等利用 Philips Achieva 1.5T 超导 MRI 仪快速自旋回波序列（TSE T_1WI/TFE IP）、轴位快速自旋回波附加频率选择性抑脂序列（序列 TSE T_2WI/SPIR）、稳态进动磁化准备超快速回波序列（B-FFE）及 3D-CE-MRA 检查对 BCS 的检出率分别为 56.7%、59.4%、87.5% 和 93.7%。除此之外 MRI 血管成像与血管造影相比，MRI 在诊断鉴别新旧血栓上具有绝对优势。在常规的 MRI 检查序列上，BCS 合并下腔静脉血栓的特点为急性期血栓 T_1WI 呈等信号，T_2WI 呈低信号；亚急性期 T_1WI 和 T_2WI 均呈高信号；慢性血栓外周部分 T_1WI 呈低信号和 T_2WI 高信号，血栓中央区 T_1WI 和 T_2WI 均呈低信号。在 FIESTA 序列上，急性血栓和慢性血栓均表现为低信号的充盈缺损，但是亚急性血栓在 FIESTA 上呈高信号。急性期及亚急性期血栓易脱落而引起肺动脉栓塞，严重者可导致死亡，被认为是介入治疗的绝对禁忌证，MRI 可鉴别新旧血栓，而 DSA 无法判断。

　　虽然随着磁共振仪器场强的不断提高，扫描技术的不断革新，无论图像质量还是扫描速度都比之前有了很大的提高，但是相比而言磁共振的检查时间还是较长。分辨率高、信噪比强、伪影少的磁共振图像无论是对于扫描的技术还是仪器设备要求也较高，这限制了其在基层医院的应用。对比增强磁共振血管成像所用的含钆对比剂相对 CTV 所用的碘对比剂在剂量上相比很少，但是也有引起或加重肾功能不全甚至过敏的风险。此外目前携带心脏起搏器的患者也是磁共振检查的绝对禁忌。

第四章 超声诊断

第一节 子宫疾病诊断

一、子宫肌瘤超声诊断

子宫肌瘤是最常见的女性生殖器良性肿瘤，可发生于生育年龄的各个时期，以 30～50 岁妇女多见，绝经后肌瘤大多能停止生长，自然退化、萎缩。

（一）病因与病理

本病病因尚未明确，现代研究发现，肌瘤组织中的雌激素受体量较正常子宫肌层组织多，提示子宫肌瘤的发生与长期的雌激素含量过高导致内分泌失调有关。激素代谢受高级神经中枢调控，故神经中枢活动对促进本病也可能起很重要的作用。此外，细胞遗传学研究显示，部分肌瘤存在细胞遗传学的异常。

子宫肌瘤一般呈实质球形肿块，肌瘤组织主要发生于平滑肌，含有少量纤维结缔组织，肌瘤周围有被压缩的肌瘤纤维组成的假包膜，假包膜与肌瘤间有疏松结缔组织。肌瘤一般为白色或略呈红色，切面呈漩涡状结构，直径4cm 以上的较大的肌瘤由于血供障碍、营养缺乏可发生各种继发变性，常见的变性有玻璃变性、囊性变、红色变性、脂肪变性、钙化、肉瘤变性，其中肉瘤变性甚为少见，为肌瘤恶性病变（图 4-1）。

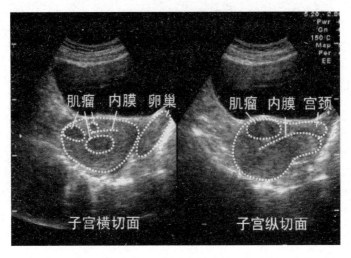

图 4-1　子宫肌瘤

根据肌瘤与子宫肌壁的关系，可将其分为：肌壁间肌瘤，最为多见；浆膜下肌瘤，带蒂的浆膜下肌瘤如其蒂长，易致扭转而引起急腹症，如浆膜下肌瘤向阔韧带内生长，则称为继发性阔韧带内肌瘤；黏膜下肌瘤，为肌壁间肌瘤向黏膜下突出于子宫腔内，带蒂的黏膜下肌瘤有时可脱落至子宫颈或阴道内；另外，还有较少见的子宫颈肌瘤。

（二）临床表现

子宫肌瘤的临床表现与肌瘤的生长部位、大小、有无变性等有关。主要症状为月经过多、经期延长。肌瘤增大可压迫膀胱或直肠，引起大小便异常，出现尿频、尿潴留、便秘、里急后重等症状。肌瘤变性可有下腹痛或伴体温升高。如黏膜下肌瘤脱入阴道，可出现阴道肿物或性交后阴道出血、不规则阴道出血等症状。

（三）超声表现

二维超声受肌瘤的数目、大小、位置的影响较大。

子宫形态：较小的肌壁间或黏膜下肌瘤，子宫大小、形态无明显改变；肌瘤较大时，子宫增大或出现局限性隆起，致子宫切面形态失常，轮廓线不规则。

　　肌瘤内部回声：多为低回声或等回声的实性结节，也可以呈高回声，内部回声可呈漩涡状、栅栏样或不均质杂乱状，边界清楚，周边可能有声晕环绕。如肌瘤变性，回声可减弱，漩涡状结构消失；液化时见无回声区；钙化时出现高回声或强回声的环状或团块结构（图4-2）。

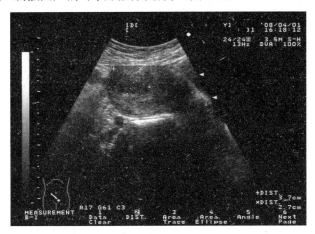

图4-2　子宫肌壁间肌瘤

　　注：子宫肌层见等回声团，边界清楚（箭头所示），内部可见栅栏样回声。

　　黏膜下肌瘤：可见"子宫腔分离征"，子宫腔内见等回声或弱回声团块，周边可有暗区，若肌瘤脱入子宫颈或阴道，可使子宫颈管扩张，内见回声强弱不等的团块；肌壁间肌瘤结节向黏膜下突出可压迫和推挤子宫腔，使子宫腔内膜回声移位或变形。

　　较小的肌瘤：对周围器官无影响。大的肌瘤，特别是浆膜下肌瘤，可明显使膀胱移位、变形和引起尿潴留。

　　子宫颈肌瘤：子宫内膜线下方，即子宫颈唇部有一实性肿块回声，一般有较清晰的边界。子宫颈肌瘤向前壁生长须与子宫峡肌瘤及蒂较长而脱入子宫颈的黏膜下肌瘤相鉴别。

　　阔韧带肌瘤：由带蒂的浆膜下肌瘤突入阔韧带两叶之间形成。阔韧带肌瘤一般体积较大，超声显示子宫某一侧实质性肿块，将子宫推向对侧，常被误诊为附件肿瘤。

　　肌瘤继发性声像表现：玻璃样变性常见于较大而生长迅速的肌瘤，肌瘤内囊性变，声像图显示为边界清楚的圆形无回声区，后方回声增强；肌瘤钙化，表现为强回声光团或弧形光带，其后伴声影；肌瘤局限性的脂肪变性亦表现为强回声，但无声影；肌瘤红色变性与妊娠有关，为一种无菌性组织分解，细胞间隙液体渗出形成囊腔，声像图上与肌瘤液化类似，可从病史资料加以区别；肉瘤变性为肌瘤恶变，声像图无明显特异性表现，若绝经后肌瘤迅速生长，内部回声不均匀，边界不规则，或绝经后再出现肌瘤的患者，应考虑肉瘤变性可能。

肌瘤内的血管与肌瘤的大小、位置、变性有关。彩色多普勒超声检查瘤体周围多能显示血流信号，呈环绕状或半环绕状，瘤体内部可见星状、条状或网状血流，部分瘤体内部血流信号丰富，似五彩花球，称"彩球征"。频谱多普勒多可测及肌瘤周边及内部动、静脉频谱，阻力指数 0.60 ± 0.10，介于高阻力子宫动脉频谱与恶性肿瘤内部低阻力动脉频谱之间。当肌瘤内部出现坏死和炎症改变时，则引起血管明显增加和低阻力波形（RI 0.40 ± 0.05）。肌瘤钙化时，其周边及内部血流信号稀少或无血流信号。发生玻璃样变性、囊性变时，瘤体内及周围彩色血流信号形成网状血流，动脉频谱为高阻力性。肌瘤恶变时则血流信号丰富，为极低阻力型频谱。

（四）鉴别诊断

子宫肌瘤主要与其他原因所致的子宫增大和盆腔肿块相鉴别。

子宫增大主要发生于经产妇或多产妇，为子宫均匀性增大，但其体积很少超过 2 个月妊娠子宫的体积，表面无凸起，子宫腔无变形，子宫切面内无结节状低回声区或团块状高回声区，从而可与子宫肌瘤相鉴别。

子宫腺肌病即子宫肌层子宫内膜异位症，其临床特点为月经多、痛经明显。声像图表现为月经期子宫增大，月经后子宫缩小，子宫增大为均匀性增大，肌层光点回声增粗、强弱不均，病变区域多位于后壁，可见子宫内膜线前移，动态观察子宫声像变化有助于与子宫肌瘤相鉴别。

卵巢肿块。卵巢实性肿块主要与浆膜下肌瘤、阔韧带肌瘤相鉴别。卵巢肿瘤多见于老年妇女，尤其是绝经后妇女，因此绝经后妇女附件区实性肿块首先应考虑为卵巢恶性肿瘤，若超声能清晰显示正常形态的卵巢，基本可排除卵巢肿瘤。另外，可根据经阴道超声检查肌瘤内螺旋状或栅栏样回声进行鉴别。

盆腔炎性包块与子宫粘连易被误诊为子宫肌瘤，但炎性肿块多为实性不均质性，有时可见到无回声区，肿块无包膜，外形不规则，可与周围组织粘连，结合病史可进一步鉴别。

子宫内膜病变。黏膜下肌瘤与内膜息肉的鉴别比较困难。肌瘤及息肉均可使子宫腔分离，常可见包块周围有暗区，但内膜息肉的回声较高，内部可有扩张腺体形成的囊腔，形态较不规则。

二、子宫腺肌病超声诊断

子宫腺肌病是具有功能的子宫内膜腺体细胞及间质细胞向肌层侵蚀，伴随子宫平滑肌细胞增生而引起的一种良性病变，多发生在 30～50 岁的经产妇，约 50% 的患者伴有子宫肌瘤，约 15% 的患者伴有附件及其他部位子宫内膜异位症，如卵巢、输卵管、膀胱、手术瘢痕处等。

（一）病因与病理

子宫腺肌病的发病机制尚未完全明确，一般认为是妊娠损伤、子宫腔手术或过度刮宫等造成子宫内膜或浅肌层损伤，基底层内膜侵入子宫肌层生长所致。亦有学者认为，雌激素刺激子宫内膜可使其过度生长，子宫内膜无黏膜下层屏障，内膜过度生长容易侵入子宫肌层。

子宫腺肌病有弥漫型和局限型两种，多为弥漫性生长，子宫呈均匀性增大，但一般不超过 3 个月妊娠子宫大小，且多累及后壁，故后壁常较前壁厚。解剖可见子宫壁明显增厚且硬，肌壁中见粗厚的肌纤维带和微囊腔，腔中偶可见陈旧血液，少数子宫内膜在子宫肌层中呈局限性生长，形成结节或团块，类似肌壁间肌瘤，称子宫腺肌瘤。镜检可见肌层内有岛状分布的子宫内膜腺体与间质。

（二）临床表现

子宫增大、质硬，50% 以上的患者有痛经，并可进行性加重，另有月经量过多、经期延长或出现不规则出血症状，甚至不孕不育。

（三）超声表现

二维超声子宫大小和内部回声均随月经周期变化。因异位内膜周期性出血、局部纤维组织增生，造成子宫壁增厚，子宫呈均匀性增大，轮廓线尚规则；肌层内见实质性低回声区及强回声区，有时可见小的无回声区，这是小的囊状积血所致；当子宫后壁病变明显时，子宫内膜线前移。当子宫腺肌病伴有腺肌瘤时，腺肌瘤表现为局限性回声异常区，内有小的无回声区，边界欠规则，无包膜回声，子宫可局限性隆起，呈非对称性增大（图4-3）。

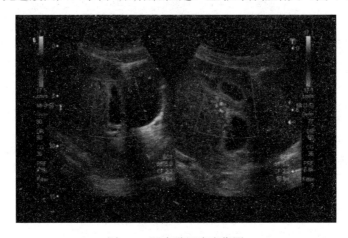

图 4-3　子宫腺肌病声像图

注：子宫肌层回声不均匀，后壁肌层明显增厚，子宫腔内膜线前移。

彩色多普勒超声一般无特异性表现，腺肌瘤肿块血流来源于子宫正常血管，肿块周围无环绕状或半环绕状血流环绕，频谱显示为中等阻力指数。

（四）鉴别诊断

子宫腺肌病主要与子宫肌瘤相鉴别。超声检查可从子宫均匀性增大、积血小囊的出现、声像图在月经前后的变化、典型的临床表现等做出鉴别。但本病病理变化多变，声像图表现具有复杂性和多样性，需密切结合临床。进行动态对比观察非常重要，当子宫大于孕2个月者，应考虑伴有子宫肌瘤的可能。

三、子宫内膜增生超声诊断

子宫内膜增生是大量雌激素刺激子宫内膜引起的内膜过度生长，可发生于青春期至更年期的妇女，以更年期妇女多见。

（一）病因与病理

子宫内膜增厚，厚度不等，颜色呈灰白色或淡黄色，表面平坦或有息肉状突起，可伴有水肿，切面有时可见扩张的腺体形成的囊隙。按子宫内膜增殖程度的不同，可分 4 种类型：单纯性增生、腺囊性增生、腺瘤样增生和非典型增生。单纯性增生及腺囊性增生属于良性病变，腺瘤样增生及非典型增生常发生于绝经期妇女，二者均是内膜癌的癌前病变。

（二）临床表现

子宫内膜增生过长最常见的症状为不规则子宫出血，可出现停经后持续子宫出血，月经过频或月经周期紊乱，经期缩短或明显延长，月经量增多，一般无痛经，部分患者可出现不同程度的贫血症状。妇科检查可见子宫正常或轻度增大，可伴有卵巢轻度增大。

（三）超声表现

二维超声子宫正常大小或轻度增大，肌层回声均匀，子宫内膜明显增厚，绝经前妇女子宫内膜厚度超过 12 mm，绝经后妇女子宫内膜厚度超过 5 mm。单纯型内膜增生过长表现为内膜切面上呈梭形、椭圆形或球形均匀高回声团；腺囊型增生过长表现为内膜见散在小囊状或筛孔状物回声暗区，暗区可大小相等、排列整齐，亦可大小不等、分布不均，呈蜂窝状；不典型增生表现为内膜不均质增厚，可见片状增强回声和低回声相间。子宫内膜增生过长多数伴有单侧或双侧卵巢增大或卵巢内潴留囊肿。彩色多普勒超声轻度子宫内膜增生过长的子宫血流动力学无明显变化，子宫内膜内无彩色血流信号，或偶见星状血流信号，难以测及血流频谱，但重度增殖时，内膜内可见到短带状血流信号，并测到动脉频谱，RI 值为 0.50 左右。

（四）鉴别诊断

超声检查对子宫内膜增生过长的检出有良好的敏感性，但无特异性。子宫内膜增生过长须与子宫内膜息肉、黏膜下肌瘤及子宫内膜癌等相鉴别。子宫内膜息肉病灶呈团块状，周边有细条状暗区环绕；黏膜下肌瘤为子宫腔内类似圆形的低回声团，肿块周边可见线状高回声假包膜反射，轮廓较清楚；子宫腔造影有助于以上疾病的鉴别。子宫内膜癌多见于绝经后妇女，内膜增厚，回声不均匀、杂乱，肌层受累时可显示肌层不均匀回声区，病灶内或受累肌层中血流信号丰富，RI 值为 0.40 左右。

四、子宫内膜息肉超声诊断

子宫内膜息肉是子宫内膜腺体与间质形成的赘生物突向子宫腔，多发生于 40～50 岁妇女，单发或多发，形状、大小不一，直径一般不超过 20 mm，有蒂或无蒂。

（一）病因及病理

子宫内膜息肉主要与炎症及内分泌紊乱等因素有关。子宫内膜息肉多发生于子宫底，肉眼观察呈粉红色，类圆形，质柔软，有光泽，表面光滑，也可继发出血、坏死。镜检显示息肉由内膜腺体及含胶原纤维的间质组成，表面被覆子宫内膜上皮。子宫内膜息肉的恶变率为 0.5%～3.5%。

（二）临床表现

临床上，部分患者可出现月经量增多、经期延长、月经淋漓不尽、白带增多等症状，绝经后妇女可出现绝经后子宫出血症状。进行妇科检查时，部分患者可见粉红色息肉状物脱至子宫颈口外，类似子宫颈息肉。

（三）超声表现

二维超声子宫无明显增大，子宫腔线发生变形或消失，子宫内膜局限性增厚隆起，呈中等回声，亦可见低回声或增强回声，基底较窄，或有蒂与之相连。合并子宫腔积液或进行子宫腔造影时，可显示息肉形态及其蒂。

进行彩色多普勒超声时，大部分息肉难以显示彩色血流信号，少数病例息肉基底部可显示散在点状或短带状血流信号。

（四）鉴别诊断

子宫内膜息肉主要与黏膜下肌瘤及子宫内膜癌相鉴别。经阴道超声在子宫内膜息肉与黏膜下肌瘤鉴别上有较大的价值。其可清晰显示病灶的边界和内部回声，一般情况下子宫内膜息肉回声较高，黏膜下肌瘤回声偏低，息肉内部可见扩张的小腺体形成的囊腔，壁薄而清晰，黏膜下肌瘤多为实性肿块。子宫内膜息肉与子宫内膜癌的鉴别主要在于子宫内膜息肉可发生于任何年龄的妇女，而子宫内膜癌常发生于老年绝经后妇女。子宫内膜息肉回声较高，内部回声均匀，边界清楚；子宫内膜癌形态不规则，回声强弱不等，可侵犯肌层。

五、子宫内膜癌超声诊断

子宫内膜癌又称"子宫体癌"，多为腺癌，多发生于 60～70 岁的女性患者中，是女性生殖系统常见的三大恶性肿瘤之一，占女性生殖系统恶性肿瘤的 20%～30%。80%的子宫内膜癌发生于 50 岁以上绝经前后的妇女中。

（一）病因与病理

本病的确切病因尚未明确，目前研究表明，其发病可能与以下因素有关：长期使用雌激素、肥胖、高血压病、糖尿病、晚绝经及未婚妇女、有一定家族遗传史。

本病的病理表现为子宫内膜局限性或弥漫性增厚，呈菜花状或肿块状，其表面可有溃疡、出血及坏死。弥漫型增厚侵犯肌层较晚，局限型增厚较容易侵犯肌层。子宫内膜癌的组织分型较多，有腺癌、腺角化癌、鳞腺癌和透明细胞癌。

（二）临床表现

约 90%的患者以绝经后不规则阴道出血、流黄水或血性白带就诊，如肿瘤坏死和感染，可排出恶臭液体，子宫颈管被阻塞时可造成子宫腔积脓。晚期癌组织侵入淋巴结，压迫神经，可导致严重的下腹坠胀、疼痛。

（三）超声表现

二维超声早期检查时子宫大小、形态正常，有时可见内膜增厚，部分子宫内膜回声增强，不均匀。中晚期常呈现子宫增大、形态不规则，子宫内膜增厚、边缘不规则，回声强弱不等，可见局部的低回声团块和息肉样隆起。当癌组织出血坏死时，子宫腔回声杂乱；肿瘤阻塞子宫颈时，子宫腔可有积液、积脓；病变侵犯子宫肌层时可使子宫轮廓不规则，呈实质不均匀回声。若肿瘤组织宫旁转移，可见附件区均匀或不均匀低回声包块、腹水，腹膜后大血管旁可有肿大的淋巴结。

彩色多普勒超声可显示增厚的子宫内膜内或内膜基底部有散在的短带状或点状血流信号，当肌层浸润时，浸润处的肌层内血供明显丰富，血流信号增多、紊乱。病变区域血管扩张，血管阻力下降，可测及异常高速低阻力型的动脉血流频谱，RI<0.40，最高峰值流速可超过 40 cm/s。

早期子宫内膜癌缺乏典型声像表现，经阴道超声检查能较准确地观察子宫内膜的厚度、声像特点，是早期诊断子宫内膜癌敏感有效的方法。临床上对于那些有不规则阴道出血的老年妇女，超声提示子宫内膜厚度大于 5 mm 时，应考虑做诊断性刮宫。

（四）鉴别诊断

局限型子宫内膜癌须与子宫内膜息肉相鉴别。子宫内膜癌病灶以弱回声或强弱不均匀回声多见，而子宫内膜息肉则以高回声常见，局灶型子宫内膜癌常有肌层侵犯，病灶部位与肌层分界模糊不清，而存在内膜息肉时内膜与肌层分界清楚。彩色多普勒超声检查子宫内膜癌呈低阻力型动脉频谱，而内膜息肉血流频谱 RI>0.40。

弥漫型子宫内膜癌主要与子宫内膜增生相鉴别。子宫内膜增生多见于更年期妇女和青春期女性，声像图表现为子宫均匀性增大，肌壁回声均匀，内膜增厚，回声增强，周边有低回声晕环，边界清楚，可见子宫腔线回声，彩色多普勒超声显示血流从肌壁伸向内膜内。弥漫型子宫内膜癌多发生在绝经后，内膜呈不均质、不对称增厚，内膜内回声杂乱无序，晚期累及肌层时，与肌层分界不清。彩色多普勒超声显示内膜基底部存在丰富的血流信号，呈低阻力动脉频谱。

六、子宫颈腺囊肿超声诊断

子宫颈腺囊肿又称"纳博特囊肿"，是慢性炎症时子宫颈腺体管口被阻塞或压迫后变窄，腺体分泌物引流受阻而造成腺体扩张、分泌物潴留而形成的囊肿。二维超声可见子宫颈肥大，前唇和后唇内单一或多个圆形无回声区，直径可从数毫米到数厘米，边界清楚，较大时可使子宫颈管变形，有时合并感染，囊肿内呈低回声。

七、子宫颈癌超声诊断

子宫颈癌是妇科最常见、发病率最高的恶性肿瘤，居女性生殖器官癌之首，35～55 岁妇女的发病率最高。

（一）病因与病理

子宫颈癌的病因至今尚未完全明了，早婚、过早妊娠、性生活紊乱、多产等是子宫颈癌的高危因素。

子宫颈癌在病理学上包括子宫颈不典型增生、子宫颈原位癌和子宫颈浸润癌。其病变发生部位多为子宫颈单层柱状上皮与子宫颈外口的鳞状上皮之间的移行区处。当子宫颈上皮化生过度活跃，伴各种致癌因素刺激时，移行带区鳞状上皮不典型增生；当病因继续存在时，病变可继续发展为原位癌，最后形成浸润癌。

（二）临床表现

早期子宫颈癌常无症状，查体时偶然发现。早期常见症状有接触性出血和阴道排液；晚期出现不规则阴道流血、排液，有恶臭。肿瘤侵犯周围组织可出现继发症状，如尿频、尿急、大便异常、肾盂积水、下肢肿痛等。

（三）超声表现

子宫颈癌早期病灶较小。子宫颈的大小、形态，子宫颈管梭形结构仍正常，无论是经腹部还是经阴道超声检查都对诊断意义不大，癌肿增大造成子宫颈形态学改变时，经阴道超声结合彩超检查有助于判断病变大小。

二维超声可见子宫颈增大，病变早期肿块局限于子宫颈部，超声显示子宫颈内、外口处可见低回声实性肿块，子宫颈形态不规则，子宫颈管结构消失。子宫颈癌侵犯子宫体时，子宫体正常结构消失，有时与子宫内膜癌侵犯子宫体难以区别。子宫颈癌累及膀胱、输尿管时，可见膀胱壁增厚、不规整，以及肾积水、输尿管扩张，子宫旁可见肿大淋巴结。

彩色多普勒超声可见瘤体内部血流信号丰富，分布紊乱，可测及高速低阻的动脉频谱，RI＜0.40。

（四）鉴别诊断

子宫黏膜下肌瘤脱出子宫颈口或子宫颈黏膜下肌瘤伴有感染时，均可表现为不规则阴道出血、白带增多或出现有恶臭的阴道排液，肿物表面溃烂、坏死，外观似菜花状子宫颈癌。但子宫颈癌的子宫颈增大、硬，肿物表面脆，穹隆部往往也被累及而变硬，而黏膜下肌瘤表面光滑，子宫颈质软，穹隆完整、质软，彩色多普勒超声可探及肌瘤蒂部血流信号来自宫体部。

第二节　正常及异常早孕的超声诊断

现代超声技术，尤其是经阴道超声成像技术促进了早孕期胎儿发育的评估水平。孕期应用诊断性超声对于孕妇及胎儿都较为安全。即使在胎儿早期发育的重要阶段，应用高频经阴道探头进行超声检查，亦未发现有不良生物学效应。超声能够提供可靠、标准化的发育评估，并能够鉴别异常妊娠及高危妊娠。目前，敏感的生化分析检查及高分辨率超声成像已使产前诊断具备较高的敏感性和特异性。

另外，三维、四维及经阴道超声成像技术的应用为人们提供了更加客观和准确的胚胎学及胎儿早期发育的信息，并使胚胎分化过程得以显示。三维超声诊断技术显著地影响了产前诊断。从早期妊娠开始观察胚胎的容积形态变化，对于理解在此关键时期内的胚胎发育过程具有非常重要的意义。

一、早孕期超声及 hCG 检查

超声最早在 19 世纪 50 年代就已经应用于产科，此后即成为早期妊娠的主要诊断方法。应用经阴道超声在 β-hCG 分别达 1 025 mU/mL，7 200 mU/mL 及 10 800 mU/mL IRP 时可依次观察到妊娠囊、卵黄囊及胎心搏动。国际参比制品（IRP）于 19 世纪 80 年代提出，在国际单位（U）中第 2 代 IRP 的单位数量值是第一代 IRP 的 2 倍。经阴道超声于 19 世纪 80 年代开始应用，由于探头与盆腔内脏器更加接近，因此可以提供更优质的图像。另外，经阴道超声可以更早应用于早期妊娠检查，图像也更加清晰，且检查时无须患者充盈膀胱，因而可以即时进行检查。但是它也有一定的局限性，部分孕妇可能因其为侵入式检查，担心对妊娠有害而拒绝经阴道检查。由于文化差异及实际应用中的多种因素，经腹部超声目前仍为妊娠期间的主要检查方式。

妊娠的阳性表现在胚胎植入后短期内，第 23—28 天（末次月经）即开始出现。超声最早的检出时间为第 32—35 天。

　　早孕期常规超声检查可以准确评估孕周，早期检出严重畸形，诊断多胎妊娠，筛查染色体异常。检查者对超声局限性的认识不足或者缺乏适当的技术培训均可能导致对患者及医疗工作的严重不良结果。

二、早期妊娠时间

　　传统的妊娠周期为末次月经第 1 天以后平均 40 周直至分娩。这种孕期计算方法的依据如下。

　　卵巢周期的排卵前（滤泡）期：卵细胞由卵巢排出至输卵管伞端的时间一般在第 13—14 天。该过程的时间波动一般在 3 天之内，偶尔可为 5~7 天。

　　卵细胞迁移：卵细胞进入输卵管并于 24 小时内受精，一般发生于第 14 天。

　　受精及受精卵迁移：受精卵自输卵管进入子宫底部并植入，一般发生于第 22—25 天。

　　植入，即胚胎接触、黏附并穿透子宫内膜的过程，发生于能够进行妊娠的临床诊断之前。胚泡及内膜于受精后第 6 天初次接触，称为同位。同位后胚泡开始黏附于内膜并进行植入。孕妇血滋养细胞 hCG 水平增高，一些较敏感的妊娠相关检验指标呈阳性，上述改变发生于月经未来潮（停经）前的第 3—5 天。

　　植入后，囊状的胚胎结构位于绒毛膜内，绒毛膜下层内含卵黄囊及包绕于羊膜腔内的胚盘（早期胚性细胞团）。

三、早孕期超声：正常标识

　　对早孕期胎儿发育形态学的特点进行标准化定义有助于开展早孕期结构异常的超声筛查。

　　胚胎的正常发育具有按时间顺序的标志性变化，通过超声检查可以观察这些发育变化并鉴别正常或异常妊娠（图 4-4）。

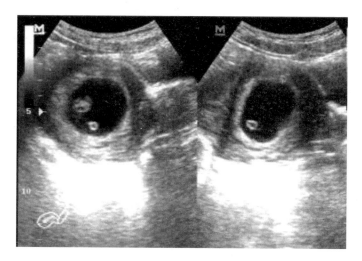

图 4-4 早孕期胎儿经腹部彩色多普勒超声

（一）第 4 周

妊娠最早的相关超声征象包括临近月经期时持续存在的子宫内膜蜕膜反应及具有血管活性的黄体。在预期月经的前几天，经阴道超声可显示宫腔内的强回声晕环结构，即典型的小妊娠囊（2～5 mm）。孕囊为边缘规则的偏心性球形，朝向宫底。孕囊植入于内膜下缘（中央线状回声），周边被强回声的妊娠滋养细胞包绕。强回声晕环即包绕绒毛膜腔分布的绒毛。超声最早显示妊娠囊的时间为妊娠第（31±1）天，目前将 β-hCG 值超过 1 000 mU 作为妊娠囊显示的阈值。三维诊断性容积超声成像可从 3 个垂直平面上观察内膜植入点，从而可以进一步提前诊断时间：末次月经后第 27 天即可能显示（受精后 13 天）。

（二）第 5 周

妊娠第 5 周，绒毛膜囊大小为 7～10 mm。当绒毛膜囊达 9 mm 时，可显示直径约 3 mm、内部呈囊性结构的圆形卵黄囊。卵黄囊是妊娠囊内最早出现的结构，为持续存在的球形膜状强回声。

由于卵黄囊在妊娠第 5 周时即能明确显示，因此其是确诊妊娠囊的重要征象。妊娠囊具有如下特征：圆形或卵圆形囊性结构，周边滋养层回声均匀且厚度超过 5 mm，边缘规则。妊娠囊的生长速度约为每天 1 mm，在第 5 周末由圆形转变为卵圆形，早期胚胎在高分辨率超声上显示为卵黄囊边缘区域增厚，当胚胎生长至 2 mm 时超声显示为卵黄囊旁的强回声区。实时超声可观察到靠近卵黄囊囊壁处的线状胚胎强回声内部有胎心搏动，此后即可通过 M 型超声实时测量胎心率。

妊娠第 5 周与第 6 周之间，测量妊娠囊平均径线是估测孕周的有效方法。妊娠第 5 周后，胎儿各器官结构逐渐显示。

（三）第 6 周

妊娠第 6 周中最重要的事是胚胎发生。可显示长度为 2～4 mm 的胚芽，可清晰显示胎心活动并测量胎心率，该孕周胎心率约为每分钟 118 次。虽然胚胎及卵黄囊偏心性地与体蒂连接并固定，但由于羊膜尚未显示，因此两者表现为游离、漂浮于羊膜腔内。应用高分辨率经阴道超声检查，妊娠囊平均径线（MSD）达 18 mm 时可显示胚胎；应用分辨率稍低的腹部超声检查，妊娠囊平均径线达 25 mm 时可显示胚胎。

胚胎显示之后应常规测量胎儿头臀长，这是由于妊娠囊的大小不能反映胚胎大小（或胚胎发生），而头臀长则可直接反应胚胎的生长情况。测量方法为自胚胎头顶至尾部测量长度。

在此期间，妊娠囊的生长速度约为每天 1.15 mm，因此第 6 周末时，其最大径线由 10 mm 增至 20 mm。胚胎的生长速度约为每天 1 mm。

（四）第 7 周

妊娠第 7 周头臀长从 11 mm 增至 16 mm，卵黄囊直径约 5 mm，由于卵黄管的发育而与胚胎分离。

菱脑发育为钻石形的空腔结构，使胚胎头部及尾部的形态更清晰。脊柱呈平行的强回声线。羊膜腔与绒毛膜腔之间见羊膜结构。脐带也开始显示。

（五）第 8 周

胚胎四肢肢芽形态圆钝，胎盘位置及脐带的胎儿腹壁植入位置均可辨别。

头臀长 17～23 mm，能够观察到前脑、中脑、后脑及颅骨形态。生理性中肠疝可见，呈形态规整、边缘清晰的圆形结构，自脐带腹壁植入处隆起，其外被覆有腹壁，长度多小于 7 mm，通常在妊娠第 11～12 周消失。妊娠第 8 周可显示胎儿侧面、前额及口鼻。胎儿头部体积较大，胎儿侧面、面部、眼眶、口及上下颌部可大致显示，一般至妊娠第 10 周即可清晰辨别上述结构。

羊膜腔体积增加，脐带及卵黄管延长，可观察到胎儿活动。至妊娠第 8 周末，应用实时超声检查有时可观察到胎儿在羊膜腔内呈连续起伏波动。

妊娠 8 周时的黄体一般表现为直径 1～3 cm 的囊性肿物，但其最大直径也可达 8 cm。黄体通常于中孕期前自然消退。如附件肿物持续至中孕期，最常见的良性肿瘤为浆液性囊腺瘤及良性囊性畸胎瘤。妊娠合并恶性附件肿瘤的风险并不高，小于 1%。

（六）第 9 周

胎儿头臀长 23～32 mm。卵黄囊位于胎囊周边。胎儿四肢生长，手足部可见，但指（趾）仍未显示。胎心率可为每分钟 170～180 次，胎头约占整个胎体的 1/3，颅内可见强回声的大脑镰、脉络丛，以及低回声呈心形的大脑脚结构。前腹壁的生理性中肠疝可持续至妊娠第 11 周后消失。胎儿活动更加频繁。

（七）第 10 周

胎儿体积超过妊娠囊空间的 1/3，头臀长 32～41 mm，胎儿形态略弯曲，侧脑室内填充脉络丛并成为颅内最显著的结构。

妊娠第 16 天开始胎心结构发育并于妊娠第 10 周完成。胎儿颅后窝内可见枕大池及小脑结构，颅后窝发育通常于妊娠第 16 周完成。妊娠第 10 周末可大致显示心腔内的心脏瓣膜结构，妊娠第 11 周后显示更清晰。

妊娠第 10 周末腹腔内有时可见含少量液体的胃泡结构。胎儿四肢节段及手足均可清晰显示。

（八）第 11 周

妊娠第 11 周胎儿头、颈部继续发育。壁蜕膜与包蜕膜融合，此时胎儿占据羊膜腔 1/2 的空间。头臀长超过 42 mm，妊娠 13 周时可达 76 mm。

妊娠第 11 周开始可对胎儿的结构进行更细致的观察，包括颅脑、心血管系统、消化系统及泌尿系统。中肠疝回复至腹腔内，胃泡、膀胱、双肾，以及胎儿指、趾均可显示。

（九）第 12 周

妊娠第 12 周胎儿颅骨形态完整，可观察胎儿面部及腹部结构，手足部发育完成，可以计数指、趾的数目。

四、早孕期超声的异常征象

胎儿死亡、空妊娠囊及妊娠囊与胚胎发育不相称均为早孕期胎儿发育异常征象。经阴道超声有助于判断妊娠预后并发现早孕期并发症。

约 40% 的早期妊娠发生流产，大部分发生于妊娠 30 天内。流产（自然流产、先兆流产、完全流产、不完全流产、难免流产、稽留流产）可能病因不明，或者继发于形态及染色体异常、感染、结构缺陷、内分泌因素、免疫因素及母体系统性疾病等。流产的发生风险随孕期增加而降低，如妊娠 5 周的流产率为 15%～30%，妊娠 9 周后降至 5% 以下。同样，头臀长小于 5 mm 时，流产风险约为 8%；头臀长大于 10 mm 时，流产风险降至 1% 以下。

稽留流产时胎死宫内后未发生流产，因此无法探及胎心搏动，彩色多普勒或能量多普勒超声显示胎儿体内无血流信号。胚胎停育或假妊娠时胚胎未正常发育或在妊娠早期停止发育而无法显示。因此，超声检查仅显示妊娠囊，伴或不伴有卵黄囊结构。头臀长为 4～10 mm 时应显示胎心搏动。

胎心率缓慢并低于 85 次/分时，胎儿预后较差，应于 1 周后复查超声以排除胎死宫内的可能。妊娠 5 周左右，妊娠囊直径大于 12 mm 时应显示卵黄囊。妊娠囊直径大于 20 mm 时如未显示胚胎结构，应于 1 周后复查，以明确胎儿的发育情况。

卵黄囊的超声表现也可预测妊娠预后。出现下述征象有自然流产的风险：卵黄囊消失，卵黄囊体积过大（大于 6 mm）或过小（小于 3 mm），卵黄囊的形态不规则或出现退行性改变（钙化或透声变差）。

早孕期出现宫内血肿也有发生流产的风险。血肿的大小和位置对于妊娠预后的判断非常重要。血肿根据位置不同分为胎盘后方血肿，绒毛膜下、边缘血肿及阴道上方血肿。其中胎盘后方血肿流产风险最高，胎盘后方或中央型血肿的预后最差，而阴道上方血肿导致流产的风险较低。文献报道子宫底部血肿引起自然流产或早产的风险要高于阴道上方血肿。

（一）早孕期超声判断胎儿性别

妊娠 12～14 周应用超声鉴别胎儿性别准确率较高。随着孕周增加，性别鉴定的准确率由妊娠 11 周的 70.3%升高至妊娠 12 周的 98.7%，妊娠 13 周时可达 100%。男性胎儿生殖结节与头臀长水平线之间的夹角显著增大。

检查生殖器官一般采用正中矢状切面。测量生殖结节与自腰骶部皮肤表面延伸水平线之间的角度，男性胎儿通常夹角超过 30°，女性胎儿生殖结节平行或接近平行于（小于 10°）水平线。夹角为 10°～30°者判断性别困难。

（二）早孕期颈部透明层检查

早孕后期胎儿超声检查可兼顾筛查及诊断。妊娠 11～14 周，胎儿头臀长45～84 mm 时，矢状切面可观察到胎儿颈部后方区域皮下的透明层。测量颈部皮肤与颈椎前方软组织之间的最大厚度，即颈部透明层（NT）。

胎儿医学基金会提倡在 11～13 周+6 天通过颈部透明层或将颈部透明层与孕妇血清生化指标结合进行唐氏综合征检测。

大量研究结果显示，颈部透明层筛查可检出 80%的异常胎儿，筛查阳性率约 5%。将颈部透明层与孕妇血清 β-hCG 及 PAPP-A 等生化学指标结合可将检出率增加至 90%。通过结合胎儿鼻骨及三尖瓣反流筛查，检出率可至 90%，且假阴性率由 5.0%降至 2.5%。

（三）早孕期胎儿超声心动图检查

妊娠 11～14 周即可进行胎儿超声心动图检查。经胎儿胸部横切可显示正常胎儿四腔心切面、心脏方位、心脏大小及心轴的位置。

彩色多普勒超声有助于更好地显示流出道，观察正常心脏循环及肺静脉回流。

（四）早孕期多胎妊娠及绒毛膜性判断

妊娠 6 周后两个妊娠囊清晰显示时即可诊断双胎妊娠。妊娠 8 周后经腹部超声检查不应漏诊双胎妊娠。

在早孕早期应用超声判断绒毛膜性更为容易。妊娠 10～14 周应用超声检查也可准确判断绒毛膜性，观察到" λ "征时可诊断双绒毛膜双胎妊娠（阳性预测值 100%），观察到"T"形征时可诊断单绒毛膜双胎妊娠。

五、结论

目前，在妊娠早期，胚胎着床后短期内即可观察宫内情况。

超声的高分辨率、高安全性及操作便捷等特点使之成为早中孕期产前筛查及诊断的首选及常规影像学检查方法。经阴道超声成像是早孕期产前诊疗的重要变革，与经腹部超声相比可以更早地诊断早期妊娠，并更早地为受检者提供胚胎发育的信息。

早孕期超声检查可以准确估测孕周，早期准确判断多胎妊娠属性，早期诊断致死性胎儿畸形并筛查染色体异常。超声检查的这些优势促使卫生部门推荐在早孕后期进行常规超声检查。

第三节 超声推算胎龄诊断

一、准确评估胎龄的重要性

在高风险和低风险妊娠的处理中，准确评估胎龄是最基本的工作。特别是无论母体特征如何，不确定的胎龄都与妊娠不良结局相关，包括低出生体重、自发早产、围生期死亡等。制定适当的治疗决策和进行最佳的产科护理都需要对孕龄进行准确评估。早产及过期妊娠的正确诊断和治疗需要精确地估算胎龄，许多正常妊娠被误诊为早产或过期妊娠。一些不必要的检查和莫须有的干预措施，如胎儿监护和对疑为过期妊娠的病例进行诱导引产，可能会增加孕妇和新生儿的发病率。除此之外，若误判为早产，可能需付出本可避免的昂贵的住院治疗费用，接受过度的具有潜在危险的药物治疗（包括抑制分娩治疗）等。克莱默(Kramer)等一项研究评估了超过 11 000 例进行孕早期超声的妊娠妇女，若仅按月经时间推算，其中约 1/4 被确诊为早产的婴儿和 1/8 被确诊为过期产的婴儿是被误诊的。精确地推算孕周也可以帮助产科医生给有急迫早产风险的孕妇恰当的咨询。

准确知悉胎龄对于评估胎儿生长发育及检出宫内发育迟缓也是非常重要的。在晚孕期，通过比较宫底高度测值和已知的胎龄，可有助于判定胎儿生长发育是否正常。此外，确定孕周对于安排介入诊断检查，如绒毛取样和羊膜腔穿刺术等是必要的，因为恰当的时机关系到操作的安全性。准确的孕龄对于解释血清生化筛查的结果也非常重要，有助于避免计算错误而导致的孕妇过度紧张及过多的介入操作，而这些可能会增加流产的风险。评估胎龄对于指导患者是否选择终止妊娠也是极其重要的。

二、根据 LMP 推算胎龄

传统上以末次月经（LMP）第 1 天为参比标准，预计分娩日期是 280 天后。预产期（EDC）也可以通过内格莱氏法则计算而得，即将正常末次月经第 1 天的月份减 3 个月，日期加 7 天。但是，根据月经周期计算胎龄有其内在的问题。问题之一是卵泡期的长短不一，许多孕妇的月经周期不规律。有研究，沃克（Walker）等以黄体激素水平为一项生化指标评估了 75 个排卵周期，发现 LMP 后发生排卵的时间范围很宽，为 8～31 天。恰兹（Chiazze）等从 2 316 例妇女中记录了超过 30 000 个月经周期，发现仅有 77%的妇女平均周期为 25～31 天。使用月经史的另一个问题是许多妇女并不常规记录或者不记得 LMP。坎贝尔（Campbell）等的研究显示，在超过 4 000 例的妊娠妇女中，有 45%不能确定 LMP，原因有记忆模糊、月经周期不规律、早孕期出血、怀孕前 2 个月内服用口服避孕药等。

三、临床评估胎龄的其他方法

临床评估胎龄的其他方法包括估测子宫大小、胎动的时间、宫高的测量等，但是这些临床方法常不够理想。罗宾逊（Robinson）等研究发现仅靠双合诊检查判定子宫大小会使评估不准确，30%的患者误差超过 2 周。同样，测量宫高也不能可靠地预测胎龄。比兹利（Beazly）等研究发现对于中晚孕期任何宫高测量判定胎龄的变异达 8 周。此外，胎动感或最初感知胎动的时间在不同孕妇间有很大差异。虽然这些方法可能是有用的辅助方法，但是作为唯一手段来精确地判定孕龄是不可靠的。

四、超声评估胎龄

近年来，超声评估胎龄成为产科工作的重要组成部分。相应地，预测胎龄也是产科超声的重要部分。自 A 型超声时代起，胎儿生物统计学就已被用于预测胎龄。目前，超声评估根据胎儿测量的计算得来，可作为胎龄的间接指标。过去 30 年间，有许多关于胎儿生物学参数和胎龄关系的公式问世，并且证实早期的产前超声是确定胎龄的客观、准确的方法。

（一）早孕期超声

超声评估胎龄在早孕期最准确，在这一时期，胎儿的生物学变异最小。妊娠囊是最早期的明确的妊娠超声征象。既往，妊娠囊的大小和体积曾被作为评估妊娠的一种方法。在超声影像中，妊娠囊表现为子宫内膜腔内充满液体的囊，周围环绕明亮的有回声晕环，即发育的绒毛。经阴道超声检查，最早可在孕 5 周显示妊娠囊。最近的研究显示，根据妊娠囊测值推算胎龄并不可靠，预测误差可达 2 周。另一个不准确但是经常使用的方法是超声观察到的不同的发育结构的时间。孕 5 周时可显示卵黄囊，这是超声探测到的最早的胚胎结构，可早于胎芽被观察到。孕 6 周末时，可以检出胎芽及胎心搏动。约在孕 8 周时，可以观察到胎芽和中肠疝。但是，这些发育标记仅能粗略估算实际胎龄。

1973 年，罗宾逊(Robinson)报道了根据头臀长确定胎龄的方法。此后，超声仪器、技术和预测公式都有了长足进步，实现了快速精确的测量头臀长并推算预测胎龄。为得到最佳结果，应取胎儿长轴切面。测量胚胎最大长度时，测量光标应置于胎儿头部和臀部（图 4-5）。应充分测量 3 次胎儿头臀长，取平均值用以计算胎龄。许多医学文献都详细说明了头臀长测量的准确性，特别是在早孕期安全的预测胎龄，误差是 3～5 天。

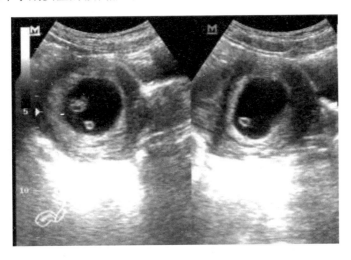

图 4-5　超声图像显示早孕期胎儿头臀长测量

总之，早孕超声是评估胎龄的有用且可靠的方法。尤其是早孕期超声测量 CRL，是估算胎龄的最佳参数，它与实际受孕日期之间的准确度差异小于 5 天。

（二）中孕期超声

尽管孕 18—20 周常规超声历来都有争议，但是目前美国大多数产科医生均进行这一检查。除了筛查胎儿畸形，超声推算胎龄也有临床意义。它降低了过期妊娠和早产的诊断率，从而减少了抑制分娩药物的使用。另外，孕周不确定与较高的围生期死亡率有关，并增加了低出生体重儿和自发早产的发生率。

超声参数：选择适当的参数推算胎龄的必要条件是被测结构的生物学变异较小、随孕周快速生长、测量的重复性高。以前，双顶径（BPD）被认为是计算胎龄的可靠方法。双顶径是最早应用于临床中孕期推算胎龄的胎儿参数，而最近的研究评估了其他一些生物统计学参数的应用，包括头围（HC）、腹围（AC）、股骨长（FL）、足长、耳朵大小、眼距、小脑横径等。舍夫纳克（Chervenak）等的大规模研究评估了体外受精而知道受孕日期的妊娠，研究认为：相对于其他通常使用的参数，头围是预测胎龄的最佳指示。这一结论和哈德洛克(Hadlock)、奥特(Ott)及本森(Benson)等的结论一致，他们也在不同人群中比较了 HC、BPD、FL 和 AC 的预测性能。

头围测量平面应与顶骨垂直，横贯第三脑室和丘脑（图 4-6）。该平面也应显示平滑对称的颅骨及透明隔腔。测量光标应放置在颅骨外缘，调整计算机生成的椭圆形轨迹以包围胎头，但不包括头皮。双顶径可以在同一平面测量，测量光标应放置在近场颅骨的外缘及远场颅骨的内缘。虽然双顶径与头围高度相关，但由于头型的变异较大，故作为预测胎龄的指标仍不够精确。

联合使用多个参数可以提高估测胎龄的准确性。合并使用 HC 及另一个参数（AC 或 FL），或合并使用 HC 及另外两个参数（AC 和 FL）在推算胎龄时较单独使用 HC 略有优势。

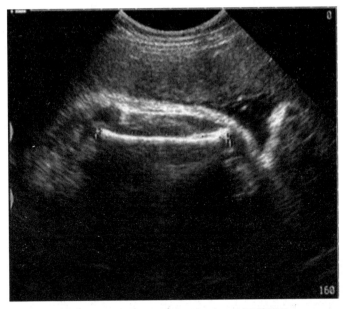

图 4-6　超声图像显示中孕期胎儿头围的测量

多参数联合使用也削弱了特殊情况的影响，如生物学现象（先天性异常或生长变异）或测量单一结构的技术误差。但是联合使用多个参数，仍要非常注意取得标准测量平面图像，并恰当地放置测量光标。例如，测量 FL 时，应显示股骨的长轴切面，仅测量骨干及近端股骨干骺端的骨化部分。虽然测量并不包括近端骺软骨（未来的大转子）和股骨远端骺软骨（未来的股骨内侧髁和外侧髁），但是测量切面应显示这些结构，以保证能测量到整个骨干，避免测量时出现较大误差（图 4-7）。同样，应恰当地测量 AC 以准确推算孕周。腹围测量平面为略高于脐的最大腹部横切面，可显示肝、胃、脾，以及门静脉左右支的汇合处（图 4-8）。

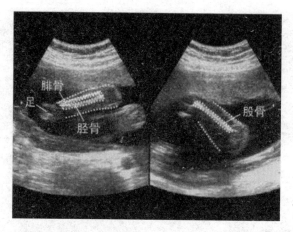

图4-7 超声图像显示中孕期胎儿股骨长测量

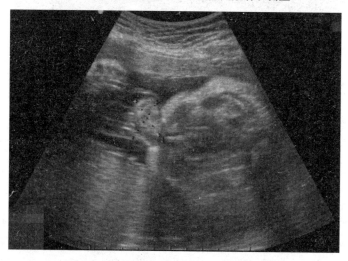

图4-8 超声图像显示中孕期胎儿腹围测量

多数现代超声仪器配备有电脑软件，可以基于测量值自动计算出预测的胎龄。根据一个较大样本量体外受精的14～22周单胎妊娠的研究，舍夫纳克等使用逐步线性回归得到了一个推算胎龄的最佳公式，预测胎龄和真实胎龄之间的标准差（SD）为3.5天。将此公式与38个以前报道的公式相比较，几乎所有公式的预测差值均在1周以内，提示中孕期使用胎儿生物统计学测量在不同的研究人群和机构中推算胎龄都是可行且准确的。在临床上，当月经周期和中孕期超声测量预测的胎龄差值小于7天（2倍标准差）时，应以测量预测值为准。

最近的一项研究根据试管婴儿妊娠的病例，评估和比较了早孕期及中孕期超声推算胎龄的准确性。数据显示：早孕期和中孕期根据 CRL 或生物学测量推算胎龄的系统误差及随机误差差异均较小。按照这一组已知受孕日期的数据，95%的病例超声推算胎龄误差在早孕期小于 5 天，在中孕期小于 7 天。这一数据进一步确证了关于早中孕期超声检查推算胎龄的精度的观点。

（三）晚孕期超声

在早中孕期，超声被证实可有效评估胎龄，但是晚孕期超声的准确性欠佳。生物学变异是影响推算胎龄准确性的一个主要因素，而且该变异随妊娠进展明显增强。有学者评估了一组妇女晚孕后期的超声结果（她们也进行了早孕期检查），研究发现推算胎龄的差异可达 3 周甚至以上。因此，即使使用晚孕超声推算胎龄，也应非常谨慎。

（四）多胎妊娠

为准确预测胎龄，由单胎得到的预测公式也可以应用于双胎和三胎。通过多元线性回归来确定多胎妊娠的最佳预测公式。对于双胎妊娠，两个胎儿预测孕龄的均值是最佳的，是最准确的结果。将两个胎龄取均值的方法是合理的，相对于单胎的减小，是因为双胎间生物学和测量的变异总和大于双胎的平均体积。相反，使用双胎中的最大或最小预测值比使用平均值预测的系统误差略大。在三胎妊娠中，三胎中最大和最小的胎儿预测胎龄平均值加 1 天，为推算胎龄最准确的方法。

由于预测公式来源于单胎妊娠，对于双胎或三胎妊娠的胎儿预测偏差稍大。但这种不准确也可以部分代偿，即多胎妊娠的预测应基于更多的信息，也就是说测值数量是单胎妊娠的 2 倍或 3 倍。由于在中孕期单胎妊娠和多胎妊娠的生长速度相似，因此使用单胎孕龄公式预测胎龄的不确定性差异较小。事实上，通过已知受孕日期的试管婴儿，笔者的一组研究数据证实：预测双胎或三胎胎龄的准确性与单胎妊娠类似。

五、选择预产期

当受孕日期非常明确时，如试管婴儿病例，不应按照超声结果改变预产期，但这一情况也时有发生。在早孕期，如果按照 LMP 推算的预产期（EDC）较超声测量 CRL 推算的预产期大 5 天，则应调整为超声推算的预产期。在中孕期，应联合使用生物统计学参数（包含头围）推算预产期。如果中孕期预测差异大于 7 天，在没有畸形和严重发育迟缓的前提下，应以超声推算为准。事实上，也有一些学者认为每个病例在早、中孕期都应以超声参数测量推算为准。

一个最常见且严重的错误是，计算胎龄时基于中孕超声或以后的超声检查调整预产期。超声预测孕周的精确性随孕周增加而下降。如果 LMP 和临床结果提示与早孕期超声推算的胎龄差异在 5 天内，或与中孕期超声推算的胎龄差异在 7 天内，则不需进一步检查。如果差异超出上述范围，则应该调整预产期。然而，随着妊娠的进展，没有必要根据以前的超声检查改变预产期。如果两次超声检查推算的胎龄有差异，则应考虑宫内发育迟缓（IUGR）、巨大儿或其他可能的病理情况。

近年来，超声图像质量的进步及精确的生物测量学公式的广泛应用，都极大程度地提高了临床医师计算胎龄的能力。但是，运用超声推算胎龄仍离不开优质的超声检查技术。每个生物统计学指标都获得清晰、精确的图像非常重要。在遇到难以获得良好的测量切面、孕妇或胎儿运动、仪器敏感性设置或测量光标放置等技术困难时，评估的误差会增加。如果某一生物统计学指标没有清晰显示或难以测量，最好使用另外的参数，而不是纳入不满意的测量值。另外，对每个参数测量多次并取平均值，有助于更精确地计算胎龄。

六、结论

在产科工作中，知悉胎龄相当重要。最佳评估需要产科医生针对病人的具体情况做出良好的判断。因为临床数据如月经周期或子宫大小常不可靠，因此产科医生应在孕早期确定评估胎龄的最准确参数。超声是在早中孕期评估胎龄精确、有用的方法，它作为产前护理的常规组成部分，可以极大地影响产科治疗并改善产前护理。

第四节　临床常见疾病超声诊断

一、乳腺癌超声弹性诊断

乳腺癌是全球女性发病率最高的恶性肿瘤，且发病率逐年上升。中国国家癌症中心统计结果显示，2015 年中国女性发病首位仍为乳腺癌，每年发病约为 30.4 万人。乳腺癌早期诊断对其治疗方案的选择及预后具有重要影响，因而早期发现及正确评估乳腺病变，是各种影像学方法的研究热点之一。超声检查安全无创，操作简便，在乳腺癌的诊断中具有重要的作用。美国放射学会等机构制定的 BI-RADS 于 2003 年第 4 版加入了超声诊断的内容；2013年第 5 版对超声内容进行更加详尽的描述，规范了乳腺病变的超声检查及报告描述，降低了操作因素对超声检查结果的影响。

超声弹性成像（ultrasound elastography，UE）技术近年来发展迅速，并在临床上广泛应用，其价值得到广泛认可，已成为常规超声检查的重要补充。欧洲超声医学与生物学联合会、世界超声医学与生物学联合会以及中国超声医学工程学会浅表器官及外周血管超声专业委员会等都对乳腺疾病的 UE 临床应用发布了指南或专家共识。本部分主要介绍各种 UE 技术及其在乳腺肿瘤中的临床应用进展。

（一）UE 分类及应用选择

UE 技术按照激励方法分为应变式弹性成像（strain elastography，SE）和剪切波弹性成像（shear wave elastography，SWE）两种。

1.SE

SE 技术按其力的来源不同可分为助力式 SE 和声力式 SE 两种。助力式SE 是应用探头本身或者利用患者自身呼吸、心跳运动等对组织施加一定压力；

声力式 SE 是探头发射推力脉冲波对组织施力，使组织发生形变。利用超声测量组织形变及位移，形成弹性图像来间接反映其硬度；应用定性分析法或半定量法来分析图像，进而诊断疾病。定性分析法中，通常应用 Tsukuba 大学超声弹性成像五分法或罗葆明等的改良五分法来鉴别乳腺肿瘤的良恶性。感兴趣区（region of interest，ROI）内要包含肿瘤周围的脂肪、乳腺腺体及胸肌等组织，避开肋骨及肺组织；病灶占 ROI 比例小于 1/4。有学者报道应用 Tsukuba 大学超声弹性成像五分法鉴别乳腺肿瘤的良恶性，其敏感度、特异度及正确率分别为 86.5%、89.9% 及 88.3%。罗葆明等报道应用改良五分法鉴别乳腺肿瘤的良恶性，其敏感度、特异度及正确率分别为 87.2%、94.1% 和 92.7%。半定量法主要包括面积比（area ratio，AR）和应变比（strain ratio，SR）两种。AR 是指肿块弹性图面积与二维图面积之比。由于恶性肿瘤呈浸润性生长，肿瘤周围有炎性浸润、纤维组织增生以及肿瘤细胞浸润等，其弹性图像上肿块范围较二维图像上更大。Barr 等的多中心研究结果显示，以 AR≥1.0 诊断为恶性，其敏感度及特异度分别为 99% 和 87%。SR 为病灶与周围脂肪组织弹性比。病灶 ROI 选取病灶内区域，脂肪组织 ROI 尽可能选择与病灶深度相同，且避免包含腺体组织。Thomas 等以 SR≥2.9 诊断为恶性，其敏感度及特异度分别为 94.4% 和 87.3%。

2.SWE

SWE 技术由探头发射声辐射力对组织进行加压，使组织形变，并产生剪切波；通过测量剪切波速度（shear wave speed，SWS）来间接反映组织硬度，或者通过对 SWS 进行彩色编码，实时定量反映组织弹性。因此，SWE 技术又可分为点 SWE（point SWE，pSWE）和二维 SWE（two-dimension SWE，2D-SWE）两种。

应用 pSWE 鉴别乳腺肿块良恶性，结果以 SWS≥3.6m/s 诊断为恶性，敏感度及特异度分别为 91% 和 80.6%。笔者的研究结果显示，以 SWS≥3.05m/s 诊断为恶性，敏感度及特异度分别为 68.1% 和 92.2%；pSWE 与 BI-RADS 联合，可以提高常规超声的诊断效能。

笔者的研究应用 2D-SWE 鉴别乳腺肿块良恶性，结果显示弹性最大值（maximal elasticity，Emax）诊断效能最佳；以 Emax≥54.75kPa 诊断为恶性，敏感度及特异度分别为84.6%和81.4%。多中心研究显示：BI-RADS 3类肿瘤，若Emax＞160kPa（7.3m/s），应升级为4A类，行穿刺活组织检查（简称活检）；同时给出积极型和保守型两种不同阈值用来下调BI-RADS 4A类肿瘤分级。积极型以Emax＜80kPa（5.2m/s）为诊断标准，保守型以Emax＜30kPa（3.2m/s）为诊断标准。BI-RADS 4A类肿瘤降为3类后，不再行穿刺活检，改为随诊。积极型诊断标准提高诊断特异度，避免不必要的穿刺；保守型诊断标准则提高诊断敏感度，避免漏诊。

3.不同UE技术的应用选择

SE是一种定性诊断方法，仅能定性或半定量地评价组织硬度，且受检查者主观因素影响较大。无论是弹性图像获取还是图像解读，都依赖于检查者的水平及熟练程度，从而导致SE检查者间重复性不够理想。通过对低年资超声医师进行SE技术规范化培训，使其熟练掌握SE技术操作技巧及图像分析，可提高SE诊断效能。

pSWE能够提供组织弹性的定量信息，不需要手动加压，操作简单方便。但是，pSWE不能提供病灶的整体弹性信息，尤其是部分肿瘤整体硬度分布不均匀，会产生由于取样偏差所致的假阴性。

2D-SWE可以提供整个肿块的弹性定量信息，不需要手动加压，重复性好；但其穿透性有限，对较大病灶及位置较深的病灶，定量硬度信息获取不理想。综上所述，不同弹性成像技各有其优势与不足，必要时可同时应用多种技术来诊断，从而提高诊断效能与诊断信心。

（二）UE在乳腺癌中的应用

1.准确评价肿块大小

准确评价乳腺肿块的大小，对于乳腺癌的分期、治疗方法的选择、保留乳房手术切除范围的选择以及预后判断均至关重要。乳腺癌弹性图像显示的肿块范围通常较二维图像更大；弹性图像更能反映乳腺肿块的实际大小。法鲁克(Farrokh)等的研究显示，二维超声会低估65.7%乳腺癌病灶的大小；而应用弹性超声，包括SE及SWE，均可更准确地评价乳腺癌的大小。

2.新辅助化疗（neoadjuvant chemotherapy，NAC）的疗效评价

乳腺癌 NAC 后，肿瘤内发生不同程度的坏死和组织纤维化，导致肿瘤硬度变化。UE 可有效评估 NAC 前后肿瘤硬度的变化，进而评估 NAC 疗效。有研究显示，SWE 联合常规超声，可有效评估 NAC 后乳腺癌组织残留，诊断效能与 MRI 相当。并且，UE 在治疗后 2 周即可预测乳腺癌 NAC 反应，可用于预测 NAC 疗效。

3.诊断非肿块型病灶

乳腺非肿块型病灶在常规超声上呈弥漫性改变，无明显占位效应，易被误诊、漏诊，是常规超声诊断的难点。SWE 有助于非肿块型病灶良恶性的鉴别，提高常规超声的正确率，尤其是特异度，从而将病灶从 BI-RADS4A 类准确降级为 3 类，避免不必要的穿刺及过度治疗。

4.乳腺癌分子亚型及病理特征的鉴别诊断

乳腺癌组织学分级与其硬度呈正相关，肿瘤越硬，SWV 越高，组织学分级越高。李程等的研究显示，乳腺癌各分子亚型中，HER-2 过表达型乳腺癌最硬，其次为三阴型乳腺癌，luminalA 型肿块最软，提示应用超声弹性成像技术可以早期无创评价乳腺癌病理特征，进而指导其治疗方案选择及预后判断。

二、老年肌少症的超声诊断进展

肌少症（sarcopenia）由美国教授 Irwin Rosenberg 于 1988 年提出，定义为随着年龄增长的肌肉质量的减少。2010 年欧洲老年肌少症工作组（European Working Group on Sarcopenia in Older People，EWGSOP）将肌少症重新修正为：一种和年龄相关的渐进性和全面的骨骼肌丢失及力量减退的综合征，推荐诊断肌少症应同时评估肌肉质量、肌肉强度和肌肉功能。2011 年国际肌少症工作组（International Working Group on Sarcopenia，IWGS）也公布了新共识，提出"肌少症是与增龄相关的渐进性、广泛性的肌量减少和肌肉生理功能减退"。肌少症可导致老年病人行动障碍、跌倒及骨折，甚至引起呼吸及心血管系统的严重疾病，给家庭看护和社会带来沉重的人力和

经济负担。

（一）超声诊断部位的选择

超声主要通过测量骨骼肌的回声特征、肌肉厚度、横截面积、肌纤维长度、羽状肌角度等来评估肌肉质量。维姆（Willemke）等通过超声测量肌肉厚度评估肌肉质量，结果与 MRI 有较好的一致性。皮雷森（Pillen.S）通过测量大腿中部肌肉厚度、横截面积等评估股四头肌的肌量。李姝敏等研究表明，肌少症病人肱二头肌横截面积与老年人的肌肉质量和握力呈显著正相关。超声肌量的测定已运用于很多肌肉的评估，主要包括下肢骨骼肌（股四头肌、腓肠肌内侧头）、上肢（肱二头肌）及腹部（腹直肌）的一些大肌肉。目前也有将超声测量用于头部及颈部小肌肉的研究中，且得到了有意义的研究结果。

小肌肉的选择不仅快速、简洁，而且不需要病人脱衣服，体位要求相对其他肌肉简单，而且床边机器即可获得。

有研究对不同病人优势侧和非优势侧的腓肠肌内侧头分别进行横切和纵切对照扫查，结果显示肌少症病人不管是优势侧还是非优势侧的横切和纵切图上肌肉厚度都明显减少。因此，如果超声测量的肌肉厚度这一参数被推荐用来评估肌少症诊断，只要检查一侧腓肠肌内侧头的任一切面即可，减少了检查时间和成本。但结论是否适用于其他部位的肌肉还需要进一步的研究。

（二）超声诊断阈值的界定

王菁等对老年肌少症病人的腓肠肌超声测量值做了初步研究，发现腓肠肌厚度截点为 1.5cm 时对肌少症的诊断有较高的敏感性和特异性。国外学者对头颈部肌肉（包括颏舌骨肌、咬肌和舌肌）的研究提出，颏舌骨肌及舌肌肌肉质量在肌少症病人中明显减少。颏舌骨肌的厚度＜0.65cm，其预测肌少症的敏感性和特异性分别为 75.0% 和 66.7%。目前，不同研究选择的肌肉不同，以及不同肌肉的界值设定比较多，尚需多中心的大样本研究来制订标准化诊断方案。

（三）超声诊断的优势

研究表明，肌少症病人中快速收缩的 II 型肌纤维比 I 型更容易受累，大腿前部和腹部肌肉主要是 II 型肌纤维，下肢肌中胫骨后肌、比目鱼肌和腓骨长肌主要是 I 型纤维，而腓肠肌两种纤维各占一半。因此，特定部位的肌肉会被首先累及。相关研究也证实，股直肌、股外侧肌和腓肠肌比胫骨后肌更容易受累。上肢肌肉、膈肌、多裂肌和胫骨后肌随年龄增长并不受到损害，甚至发现老年人上肢肌肉可发生代偿性肥大。随着年龄增长的肌量丢失在身体各个部位的速度是不同的，那么用 CT 或 DXA（双能 X 线骨密度仪）整体评估方法有可能会忽略特定部位肌量的减少，低估了肌少症的诊断。特定部位（大腿前方和腹部肌肉）肌量的测量在年龄相关性肌少症中的诊断可能更有价值。超声可以实时、局部、动态测量的优势非常适用于该项检查，并且超声检查可重复性好，技术可以在社区普遍开展。

（四）超声新技术的应用

1.超声弹性技术

（1）肌肉变化：随着年龄的增长，肌肉的结构和组织会发生一定的改变，这些改变可引起肌肉硬度的变化，包括肌肉内脂肪浸润、肌肉纤维组织增生、胶原纤维的增多及胶原蛋白组织的减少、肌肉糖化作用的加强等。尽管这些变化在 25 岁的时候就可能出现，但一般到 60 岁左右才会引起肌肉数量和质量以及肌肉力量的下降，肌肉弹性的变化要早于肌肉质量的变化，因此，弹性超声可在肌少症早期发现肌肉功能的改变。

（2）年龄相关性：肌肉硬度和年龄的相关性并不明确。有研究表明，老年人的肱二头肌硬度高于年轻人。老年女性的股四头肌及腓肠肌的硬度高于青年组。也有研究表明腓肠肌内外侧头的硬度在老年人和年轻人中没有明显差异。更多的文献支持肌肉剪切波弹性技术能够发现正常人群随着年龄增长其肌肉硬度改变，下肢肌肉剪切波速度随着年龄增长逐渐减慢。胡建棣等采用实时剪切波弹性成像技术检测肌少症病人大骨骼肌弹性，发现病例组与对照组股外侧肌、股直肌、股内侧肌、股中间肌、股二头肌、半腱肌、半膜肌和肱二头肌松弛状态下的剪切波速度差异有统计学意义。

　　不同超声弹性成像研究结果有一定的差异。分析原因主要有：首先，不同的研究选择的测量肌肉不同，不同肌肉随着年龄的变化并不同步。其次，不同的力矩可引起肌肉的被动收缩，导致差异的出现。这种差异也常见于探头的轴向位置摆放中，为了消除差异，建议从肌肉的纵切面进行扫查。最后，对于老年人的年龄定义不同，明显的肌肉变化可能要在 60 岁以后出现，更多的要在 75 岁以后。因此，如果界定的老年人年龄标准较低，可能导致矛盾的结果出现。

　　超声弹性成像在肌少症评估中需要进一步探讨标准化方案的制定，包括仪器及名词的使用，提高研究之间的可比性；进一步明确随着年龄的增长及排除运动等干扰因素后肌肉发生的相关变化；还需进一步研究肌肉硬度与肌肉功能之间的相关性，包括摔倒风险、住院时间和死亡率等。

　　2.超声造影技术

　　骨骼肌微循环是体内最大且重要的毛细血管，是进行营养、氧气和激素交换的场所，尤其是在运动过程中。随着年龄的增长，个体循环能力下降，而体育锻炼可以提高个体微循环水平。老年人运动比较少，其相对血流量减少，因而血氧降低，微循环的改变继而影响肌肉的功能。超声造影剂是真正的血池显像，可观察到肌肉内微循环的改变。因此，虽然目前没有明确的超声造影对老年肌少症的研究报道，但在有超声造影条件的单位，我们可以开展在肌少症不同阶段的超声造影下微循环研究，发挥其诊断价值。

三、易损颈动脉粥样硬化斑块超声诊断

　　目前临床已经有较多研究均指出，颈动脉粥样硬化与血管血压异常、缺血性脑卒中、冠心病以及心力衰竭等疾病的发生存在密切联系，因此提高颈动脉粥样硬化斑块检测的准确性具有重要意义。而超声检测技术是被临床用于颈动脉粥样硬化斑块疾病的首选方法。颈动脉粥样硬化是受累动脉壁从内膜开始的脂质沉着和坏死组织的积聚，形成粥样斑块。好发于颈总动脉分叉处，其次为颈内动脉起始段。颈动脉粥样硬化常导致脑供血不足，出血头晕、

视物不明等表现，其中最危险的是斑块脱落引起的脑梗死，脑血管被阻塞，相应的脑组织就会缺氧，引起功能障碍。目前临床主要通过超声诊断检测颈动脉硬化病变的具体情况，本部分对超声诊断颈动脉粥样硬化斑块的研究进展综述如下。

（一）超声弹性成像技术

超声弹性成像是一种全新的成像技术，其提供了生物力学信息，成为二维灰阶超声和超声对比造影之外的另一个独立诊断参数。在临床实践中逐步体现出独特的应用价值。超声弹性成像技术不仅能够对颈动脉斑块的稳定性做出有效评估，同时还可以对患者的组织硬度进行全面反映，其根据不同组织弹性应变的不同颜色由红至绿至蓝，代表组织硬度由软至硬，而由斑块的软硬程度可以间接提供其内部的病理结构变化，进而评价斑块的易损性。目前有研究指出，颈动脉斑块的稳定性和组织硬度之间存在密切的关联性，即斑块硬度和其稳定性呈正相关。但是由于临床上目前还比较缺乏弹性成像技术在颈动脉斑块应用中的长期随访调查资料，因此其具体的临床应用效果还有待进一步研究。

（二）血管内超声技术

血管内超声技术是一种利用导管将一高频微型的超声探头置入血管腔内进行探测显像的诊断技术，其不仅能够直观观察到患者颈动脉管腔形态、组织结构和几何形态的微细解剖信息，还能够全面显示血管横断面的实际情况。不仅能准确测量管壁厚度及粥样硬化斑块的大小，还能提供粥样斑块的大体组织信息，同时还可以有效判断出血管狭窄的具体程度，并且精确计算出原血管腔内径以及粥样斑块后有效腔内径，从而更准确地计算出血管的狭窄率。除此之外，血管内超声技术还可以通过虚拟技术学和病变回声进行结合，进而进行彩色编码，对坏死脂质核心、钙化及纤维等进行颜色区分，进而更加有利于临床发现不稳定性斑块。相关研究也指出，虚拟组织评价可作为血管介入治疗评定方式之一，而且血管内超声在显示因介入治疗后所致的复杂病变形态也有明显优势。

（三）超声造影技术

由于颈动脉斑块中的新生血管不仅极易遭到损坏，而且还与心脑血管病变存在密切关系。近几年超声造影技术具备高安全性、低不良反应，对组织无刺激、不致癌等特性已经逐渐成为颈动脉粥样硬化斑块的主要检测方式之一。超声造影技术是通过造影剂利用血液中气体微泡在声场中的非线性特性和所产生的强烈背向散射获得微小血管的管腔结构和组织血流再灌注情况，通过增加图像的对比分辨率能精准地勾勒出斑块的轮廓，而且超声造影后血流信号的增强更能清晰显示狭窄血管内残余血流信号，对于鉴别诊断颈动脉粥样硬化斑块重度狭窄和闭塞具有重要优势。陈静，支春妹等提出，可以通过结合斑块造影增强情况进一步对斑块的易损性做出分析，进而更加有效评估脑血管的预后。除此之外，超声造影技术还能够清晰显示血管血流情况，不仅能够有效提高血管狭窄诊断的准确性，还能够显著提高其诊断的特异性。特别是对颈动脉狭窄程度较高而有临床症状的患者可利用超声造影显示斑块内新生血管增生的程度，进一步评估患者的风险程度。但是值得注意的是，超声造影技术在临床上的应用也存在一定的局限性，例如：二维超声造影技术可受检测操作人员、工作经验、技术水平高低及切面变化的影响，而导致分析结果产生一定的差异性。但是超声造影联合三维超声则可以全面显示斑块血管的具体空间状态，同时也能够全面显示颈动脉斑块全貌，因此能够弥补二维超声造影的不足。四维超声技术在现阶段应用也较为广泛，其属于实时立体成像技术，也能够有效评价粥样硬化斑块的稳定性。

（四）速度向量成像技术

速度向量技术是一种主要通过声学采集方式对超声图像中颈动脉斑块的具体位置进行跟踪，同时通过图像连续间隔时间收集斑块具体的运动信息。其中斑块运动方向通过带有箭头的直线方向进行表示，而斑块的运动速度则通过直线的长度来进行表示，之后通过脱机计算分析对斑块的具体运动速度及应变率等进行进一步研究分析。目前有个别研究通过采用速度向量成像技术对颈动脉硬化斑块进行研究分析后，发现相比于顶部斑块，肩部斑块应变率要大很多，而相比于基底部的斑块，顶部斑块的应变率又要大很多，应变率最小的为无斑块部位，说明相比于无斑块部位，颈动脉粥样硬化斑块的稳定性明显更差，而稳定性最差的为肩部处的斑块。相关研究指出，无斑块位置<基底部斑块<顶部斑块<核心部位低回声斑块，认为核心应变率越大，那么斑块的稳定性就会相对更差。但是因为此类研究目前依旧处于小样本研究，因此还需要进一步深入研究。

（五）彩色多普勒超声

彩色多普勒超声是在二维显像的基础上将接收的信号经相关技术处理后以伪彩色编码方式显示血流变化，获得血流速度大小、方向及血流状态的信息。颈动脉粥样硬化斑块彩色多普勒超声表现为轻度狭窄者可无明显的湍流，中度或重度狭窄者血流束变细且在狭窄处和狭窄后呈现色彩镶嵌的血流信号。相比于核磁共振成像、CT 以及数字减影血管造影等颈动脉成像技术，彩色多普勒超声诊断的局限性相对来说会更小，这主要体现在以下几个方面：①彩色多普勒超声诊断不会给患者带来创伤，为无创性、无放射性的电子触诊，因此可有效提高患者诊断的配合度，同时彩色多普勒超声检查不会对患者的生理造成伤害，因此能够进行重复检查；②彩色多普勒超声对于急性血栓具有重要的诊断价值，急性血栓呈现很低的回声，二维图像难以发现，彩色血流能清晰显示血栓处管腔血流充盈缺损；③彩色多普勒超声可根据血流充盈情况及血流颜色的明亮程度直观全面观察到患者具体血管壁形态，能够更加了解颈动脉狭窄情况及硬化斑块情况，进而有利于临床及时发现血管病变；④目前相关研究证实，在颈动脉硬化检查中彩色多普勒超声诊断具有较高的敏感度以及特异性，可全面反映患者血管内径、血管阻力指数及舒张期、收缩期的峰值血流速度等，因此不仅更加有利于临床准确预测患者心脑血管疾病进展情况，还便于制定更加有效的治疗方案，对改善患者的预后具有重要意义。

（六）高分辨率 B 超技术

在颈动脉粥样硬化斑块的检查中高分辨率 B 超技术也是其重要检查

方法之一，随着高分辨率 B 超成像技术的显著提升，因此也能够更加清晰显示斑块的具体形态特征、回声以及大小等情况。高分辨率 B 超对颈动脉粥样硬化表现为颈动脉管壁增厚，毛糙不光滑，回声增强，斑块形态多不规则，斑块呈弱回声或等回声者为软斑，斑块纤维化、钙化，内部回声增强，后方伴声影者为硬斑，斑块内有出血时表现为不规则的低回声。高分辨率超声技术还可以测量斑块长度、厚度及斑块处管腔的截面积，从而可计算出血管的狭窄率。

参考文献

[1]张勇，李颖文，罗兴和．影像医学技术诊断[M]．南昌：江西科学技术出版社，2018．

[2]刘兴光，庄儒耀，徐荣，等．当代影像医学技术与诊断[M]．天津：天津科学技术出版社，2018．

[3]田海燕，何茜，龙治刚．医学影像与超声诊断[M]．长春：吉林科学技术出版社，2019．

[4]王建，邢杰，曾照志，等．现代医学影像诊断[M]．北京：科学技术文献出版社，2019．

[5]牟玲．实用临床医学影像[M]．北京：科学技术文献出版社，2019．

[6]王彩环．新编医学影像学[M]．天津：天津科学技术出版社，2017．

[7]陈懿，刘洪胜．基础医学影像学[M]．武汉：武汉大学出版社，2018．

[8]蔡东梅．新编医学影像诊断学[M]．长春：吉林科学技术出版社，2019．

[9]孟庆民，洪波，王亮，等．临床医学影像诊断技术[M]．青岛：中国海洋大学出版社，2019．

[10]黄浩．医学影像技术与诊断应用[M]．长春：吉林科学技术出版社，2019．